CW00485232

DES OSTÉITES DU BASSIN

AU POINT DE VUE
De leur Pathogénie et de leur Traitement

DES OSTÉITES DU BASSIN

AU POINT DE VUE

De leur Pathogénie et de leur Traitement

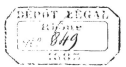
DÉPÔT LÉGAL
849

Par le Docteur

PAUL GOULLIOUD

Ancien interne des Hôpitaux de Lyon
Lauréat de la Faculté de Médecine (1879)

LYON

IMPRIMERIE A. WALTENER ET Cⁱᵉ

14, rue Belle-Cordière, 14

1883

INTRODUCTION

L'intervention dans les ostéites du bassin a
été longtemps bien timide, bien restreinte. Ces
affections présentent en effet une gravité extrême de par leur nature, leur siège, l'âge
habituel des malades qu'elles frappent. L'intter-
vention elle-même, limitée à l'ouverture des
abcès, formés par la suppuration des os du
bassin, était aussi si pleine de dangers que
bien des chirurgiens s'en abstenaient. Le pro--
nostic était, dans la majorité des cas, considéré
comme fatal : les observations anciennes en
font foi. Laissait-on, en effet, la maladie évoluer,
les patients étaient condamnés à une suppuration intarissable, à une lente cachexie et finale-
ment à la mort; ouvrait-on ces abcès ostéo-

pathiques, une septicémie à forme plus ou moins rapide emportait le malade.

Ce sentiment d'impuissance était éprouvé par les plus grands chirurgiens. L'expression même d'ostéite du bassin signifiait pour beaucoup une affection osseuse grave, dont le diagnostic ne demandait pas une plus grande précision : l'intervention devant être nulle ou presque nulle.

Cette impression nous a vivement frappé et nous a suggéré la première idée de ce travail. Quand l'antisepsie est venue changer le pronostic de tant d'affections chirurgicales, nous nous sommes demandé ce qui avait été fait dans les affections des os du bassin. C'est cette simple recherche qui constitue ce travail.

Depuis longtemps M. Ollier insiste, tant dans son enseignement clinique que dans ses publications, sur l'importance de la zone juxta-épiphysaire des os longs dans les ostéites et d'une façon plus générale dans la pathologie du système osseux. Qu'il s'agisse, en effet, de processus inflammatoires, aigus ou chroniques, simples ou infectieux, qu'il s'agisse de dépôts tuberculeux ou de productions néoplasiques, c'est dans la zone d'accroissement de l'os qu'il faut chercher les premières jetées de l'affection. Dans le traumatisme, c'est le point faible sur lequel retentissent les chocs, les disjonctions, les efforts divers qui produisent l'entorse juxta-épiphysaire. L'ostéogénie a éclairé d'un jour nouveau les affections du squelette.

Avant donc d'entrer dans le cœur de notre sujet, l'intervention dans les ostéites du bassin, nous aurons à étudier son développement. Nous diviserons ce travail en deux parties :

I. Des ostéites du bassin considérées au point de vue de la croissance.

II. De l'intervention chirurgicale dans les ostéites du bassin.

Nous avons été encouragé à entreprendre ce travail, par l'obligeance extrême de l'un de nos maîtres dans les hôpitaux, M. le professeur Ollier, qui a bien voulu nous prodiguer ses conseils et nous communiquer la plupart de nos observations. Qu'il daigne recevoir l'hommage de cette étude.

Nous prions M. Charpy, professeur agrégé, qui nous a dirigé dans nos recherches anatomiques ; M. le professeur Tripier, qui nous a communiqué des observations intéressantes, et nos chefs de service, M. D. Mollière, chirurgien-major de l'Hôtel-Dieu, et M. Fochier, chirurgien-major de la Charité, de vouloir bien accepter ici le témoignage de notre vive reconnaissance.

Que nos excellents amis, M. Mondan, chef
de laboratoire de la clinique chirurgicale, et
M. F. Leclerc, interne des hôpitaux de Lyon,
veuillent bien agréer nos remercîments sincè-
res pour le précieux concours qu'ils nous ont
prêté.

PREMIÈRE PARTIE

Des Ostéites du bassin considérées au point de vue de la croissance.

I

Développement des os du bassin.

L'ossification dans les os larges se fait d'après deux modes distincts, suivant qu'ils ont pour origine un cartilage comme ceux du tronc, ou qu'ils sont précédés d'une lame cellulo-fibreuse comme ceux du crâne. Dans ceux-ci l'ossification se fait par rayonnement, et ne s'arrête que quand les os arrivés au contact se sont pénétrés par leur circonférence : C'est là un mode d'accroissement spécial.

Celui des os du bassin est au contraire analogue au mode de croissance des os longs ; leur forme seule change. En effet, les os du bassin s'accroissent par des cartilages marginaux comme les os longs s'accroissent par les cartilages de conjugaison. Ce sont les parties limitantes de ce cartilage qui correspondent à la zone juxta-épiphysaire des os longs. Elles présentent le même rôle physiologique, la même structure anatomique, la même importance dans l'évolution des ostéites.

Cependant l'os augmente d'épaisseur, et cela aux dépens de la face profonde ou ostéogénique du périoste. A son niveau s'observent les mêmes phénomènes physiologiques et pathologiques.

Le rôle de la zone juxta-épiphysaire a été mis en lumière par de nombreux travaux (Ollier (1), Klose (2), de Breslau, Gosselin (3), Gamet (4), Sezary (5), Lannelongue (6), etc.). Mais tous ces auteurs ont spécialement en vue les os longs. Sézary signale des ostéites juxta-épiphysaires des os plats, coïncidant avec les ostéites des os longs qu'il décrit ; mais il néglige ces faits, les considérant comme très rares. M. Ollier insiste souvent sur ce fait que les ostéites du bassin doivent rentrer pour la plupart dans les ostéites juxta-épiphysaires ou épiphysaires. Nulle part ailleurs nous n'avons vu cette idée nettement

---

(1) *Traité de la régénération des os.* 1867.

(2) *Du décollement des épiphyses.* 1858.

(3) *Ostéite épiphysaire des adolescents.* 1858.

(4) GAMET. *De l'ostéo-périostite juxta-épiphysaire.* Th. de Paris, 1862.

(5) *De l'ostéite aiguë chez les enfants et les adolescents.* Th. de Paris, 1870.

(6) *Mémoire sur l'ostéomyélite.* 1879.

exprimée. La littérature médicale est, il est vrai, peu riche en documents sur les affections qui font le sujet de ce travail.

Cette manière d'envisager les ostéites du bassin explique pourtant bien des points obscurs dans leur évolution : elle permet de les classer par groupes à syndrômes cliniques distincts, correspondant aux diverses phases de l'ossification du squelette ; elle donne d'utiles indications à l'intervention chirurgicale, elle atténue la gravité du pronostic en montrant la lésion, limitée au début, souvent accessible.

Développement de l'os coxal. — Galien (1), avait déjà décrit la formation de l'os des îles par trois points osseux primitifs auxquels il donna les noms d'ilium, d'ischion, de pecten ou amplum. Plus tard, Ingrassias fit voir l'apparition d'une marge épiphysaire, celle de l'ilium ou crête iliaque, sur l'os coxal presque entièrement formé. Les autres points complémentaires furent signalés par divers auteurs qui étudièrent le développement du bassin, Sylvius, Riolan (2), Baget (3). Albinus (4) découvrit l'os intercalaire. Une excellente étude sur le développement du bassin se trouve dans le remarquable ouvrage de A. Rambaud et Ch. Renault (5). Signalons enfin les recherches de Cruveilher et de Sappey. Les ouvrages de la littérature obstétricale sur le développement

---

(1) *Liber de ossibus.* Cap. XX.
(2) *Enchirid anat.* Cap. XXX.
(3) *Ostéologie,* 1731, p. 168.
(4) *Icones ossium fœtus humani,* p. 156.
(5) *Origine et développement des os,* 1864.

du bassin sont conçus à un point absolument spécial,
différent du nôtre. Nous avons nous-même, sous la
direction autorisée de M. Charpy, professeur agrégé
d'anatomie, examiné de nombreux bassins et fait
des coupes de leur périphérie. Nous devons dès
maintenant faire remarquer que l'époque de l'apparition de toutes les pièces osseuses et de leur soudure
varient suivant les individus, ce qui explique les
divergences des auteurs.

Dès le début du cinquième mois de la vie intra-uté-
rine, l'os iliaque est constitué par ses trois pièces
principales (ossicula) enchatonnées dans le cartilage
qui les a précédées. L'ilium apparaît le premier à la
fin du deuxième mois, vers le milieu de la fosse iliaque. L'ischion se montre pendant le troisième mois
et le pubis à la fin du quatrième.

A la naissance on voit les trois pièces commencer
à former la cavité cotyloïde. En se rapprochant, elles
laissent entre elles un espace cartilagineux qui prend,
dès la deuxième année, la forme en Y qu'il conserve
jusqu'à l'ossification complète de la cavité. Les trois
branches de l'Y s'étendent vers les trois dépressions
de sa circonférence. L'ilium présente déjà sa forme
définitive et ne donne au cotyle que sa lèvre supérieure. L'ischion d'ovalaire devient piriforme, à
grosse extrémité tournée en haut et se terminant par
deux éminences. L'une forme la masse épaisse qui
sépare le cotyle de la grande échancrure sciatique;
l'autre prend une grande part à la formation de l'acétabulum. Les anciens croyaient même que cette cavité
se formait entièrement aux dépens de l'ischion. Il

n'en est rien, et l'acétabulum est le point de réunion
des trois pièces osseuses primitives. Ce mode du
développement de l'os coxal n'a pas peu contribué à
faire admettre cette loi d'ostéogénie que, lorsqu'une
cavité articulaire existe sur un os qui se développe
par plusieurs points d'ossification, c'est cette cavité
qui est le lieu de réunion des points osseux (Deuxième
loi de Serres ou loi des cavités). Le pubis qui apparait
au bord supérieur du canal sous-pubien envoie deux
prolongements : l'un qui se porte vers le cotyle sera
en partie recouvert plus tard par l'os intercalaire ;
l'autre, sous forme de bec, va au devant de la branche ascendante de l'ischion.

C'est à leur point de rencontre que se fait la première soudure, à 12 ans. Quelques mois plus tard la
réunion s'opère entre l'ilium et l'ischion. Elle s'étend
des parois de la cavité vers la face interne de l'os
coxal, sur laquelle on en retrouve plus tard des vesti-
ges. Entre le pubis et l'ilium nous verrons l'interposi-
tion de l'os intercalaire. La découverte de l'os cotyloïdien, comme nous l'avons déjà dit est due à B. S.
Albinus (1). Voici la description qu'il en donne :
« Cartilago ad postremum, inter ilium et ischion,
itemque inter ilium et pubis, osseum frustum insigne
seorsim efficit, epiphysi simillimum, sed cum duobus
ossibus interjectum sit, ad utrumque pertinentis. » Il
dit encore dans un autre passage (2) : « At in aceta-
bulo, antequam confluant, solent inter ea frustula

---

(1) *Icones ossium fœtus humani*, p. 156.
(2) *Ibid.* p. 38.

ossea separata oriri, imprimis qua ilium pertinet ad pubis, et qua ad ischion. » C'est le premier des points d'ossification secondaire ou épiphyses. C'est donc à l'âge de 9 ans, époque de son développement, qu'il faut placer leur apparition. L'os intercalaire se montre d'abord sous forme d'un grain osseux dans la branche antérieure du cartilage en Y, qui va former l'éminence ilio-pectinée. Sappey décrit en outre deux autres points secondaires : « Des trois points complémentaires de la cavité cotyloïde, le premier répond au centre de l'étoile cotyloïdienne ; le second occupe l'extrémité terminale du rayon antérieur et supérieur, et forme toute la partie antéro-supérieure de la circonférence de la cavité ; le troisième occupe l'extrémité terminale du rayon postérieur. Le rayon inférieur ne possède pas de point complémentaire ; ainsi s'expliquent la profondeur et la largeur si considérables de l'échancrure qui lui correspond. »

Ces points complémentaires s'unissent aux points osseux primitifs à l'époque où ceux-ci se soudent entre eux.

Six points d'ossification, trois principaux et trois accessoires, contribuent donc à former la cavité qui reçoit la tête du fémur. Quelquefois il en existe un septième qui répond au bord inférieur de la grande échancrure sciatique (Sappey).

C'est à 16 ans que Béclard fixe le *développement des épiphyses marginales*. Le coxal est alors entouré d'une marge cartilagineuse, plus épaisse au niveau des points d'insertion des muscles et des tendons. Les trois points primitifs l'envahissent et le segmentent

d'abord. Les dépôts secondaires apparaissent ensuite,
les premiers dans la crête iliaque sous forme de grains
osseux multiples qui se réunissent peu à peu. Sur un
bassin de 18 ans, on voit l'épiphyse de l'ilium étendue
déjà de l'épine iliaque postérieure à l'épine iliaque
antérieure et supérieure, plus épaisse à la partie moyenne où elle forme un demi-cylindre, effilée à ses
extrémités, et très manifestement rétrécie au niveau
du point de flexion de l'S de la crête iliaque; comme
si elle était composée par la fusion de deux bandes
osseuses primitives. On ne découvre aucun point
d'ossification secondaire sur les branches du pubis,
ni sur l'ischion.

Entre 16 et 18 ans, apparaissent les autres épiphyses:
ce sont celles de l'épine iliaque antérieure et inférieure; de la tubérosité de l'ischion; de l'angle et de
l'épine du pubis; de l'épine sciatique.

Celle de l'ischion ou épiphyse marginale inférieure
s'étale en plaque qui a vite absorbé le cartilage de la
tubérosité. Elle se prolonge le long de la branche
ascendante de l'ischion et suivant sa lèvre interne. Sa
soudure débute par sa partie postérieure; de là elle
s'étend au côté interne de l'ischion, ensuite à son côté
externe, et enfin à la branche ischio-pubienne. Elle
est souvent tardive, et se complète de 20 à 22 ans chez
la femme, de 21 à 24 ans chez l'homme.

L'épiphyse du pubis se compose de deux lames:
l'une longe sa branche horizontale; l'autre parallèle
à la symphyse pubienne, va rejoindre l'épiphyse de
l'ischion, au niveau du tubercule ischio-pubien. Elle
se soude de 20 à 22 ans.

Signalons le point épiphysaire de l'épine du pubis dont tout l'intérêt tient à son homologie dans l'anatomie comparée. Ce point ordinairement lenticulaire ou pisiforme, plus fréquent chez la femme que chez l'homme est le représentant de l'os marsupial. « Si l'on veut absolument trouver chez l'homme un rudiment de l'os marsupial, c'est l'épine du pubis qu'il faut prendre (A. Rambaud et Ch. Renault). »

L'épiphyse de l'épine iliaque antérieure et inférieure suit de très près celles de la cavité articulaire.

Développement du sacrum et du coccyx. — Nous croyons fastidieux de donner en détail les 41 points d'ossification qui forment le sacrum et les 16 points d'ossification du coccyx. Le développement des vertèbres sacrées et coccygiennes est d'ailleurs analogue à celui des autres vertèbres, avec une tendance de plus en plus marquée à l'atrophie des pièces osseuses pour les dernières vertèbres. Signalons seulement les lames épiphysaires parallèles aux disques intervertébraux et les épiphyses marginales.

Les vertèbres sacrées s'unissent d'abord par leurs parties latérales; c'est à huit ou dix ans que commence à s'opérer cette fusion. Elle débute par les lames et s'achève par le corps, dont la soudure se complète de 18 à 20 ans.

Les épiphyses marginales du sacrum se montrent dans les cartilages latéraux qui enchâssent ses masses apophysaires, par plusieurs noyaux osseux qui marchent à la rencontre les uns des autres. Il en résulte de chaque côté du sacrum une longue épiphyse, large, étalée au niveau de la facette auriculaire et parallèle à celle-ci ; étroite et courte au niveau des deux dernières sacrées. Ces épiphyses se soudent elles-mêmes de 19 à 20 ans, d'après Sappey ; de 25 à 30 ans, d'après A. Rambaud et Ch. Renault.

Les vertèbres coccygiennes sont très tardives dans leur ossification. Elle débute à 5 ans seulement, par le point central de la première vertèbre. La cinquième ne se montre qu'à 10 ans et quelquefois plus tard. Leur soudure s'opère ensuite, de bas en haut : c'est toujours la cinquième qui se soude la première ; à 12 ou 14 ans, elle fait déjà corps avec la quatrième. Celle-ci s'unit ensuite à la troisième, puis celle-ci à la deuxième. Mais la première reste long-temps distincte ; souvent elle l'est encore à 25 ou 30 ans (Sappey).

Jetons maintenant un coup d'œil sur la *structure* de l'os iliaque. Nous voyons le diploé devenir plus épais au niveau de toutes les épiphyses marginales et au pourtour de la cavité cotyloïde. Sur les bassins qui présentent encore ces épiphyses on peut aisé-ment les détacher avec la rugine. Le périoste adhère à leurs bords et se décolle plus facilement des faces de l'os à leur niveau. Le tissu spongieux sous-jacent présente des mailles plus délicates, plus friables et plus vasculaires. Ce fait est d'autant plus remar-quable que l'on a affaire à un bassin plus jeune. Il est encore appréciable sur des bassins dont les épi-physes sont complétement soudées. Leur limite, des-sinée par un fin pointillé, reste longtemps visible sur les bords des fosses iliaques.

Si l'on compare l'une à l'autre les deux faces de l'os

des iles, on est frappé de l'apparence lisse, unie de la
face interne, et de l'aspect rugueux de la face externe
Les saillies de celles-ci sont plus prononcées, sa lame
de tissu compacte plus épaisse, ses épiphyses plus dé
veloppées et semblant s'évaser en dehors. Quelque
fois l'épiphyse n'occupe pas toute l'épaisseur du bord
de l'os : elle n'atteint pas alors la limite de la face in
terne, mais toujours celle de la face externe. Ce fai
nous a surtout frappé à l'examen d'un bassin patho
logique sur lequel on voyait des stalactites osseuse
rayonner au dehors, au niveau de la crête iliaque, d
l'épine du pubis, de la lèvre interne de la branch
ischio-pubienne, de la tubérosité sciatique, comme a
niveau de l'insertion du bourrelet cotyloïdien. Cett
exubérance des épiphyses reconnaît sans doute pou
cause la puissance plus considérable des muscle
qui s'insèrent à la face externe.

La vascularisation de l'os est également en rappor
avec ce fait : en effet, à part un orifice nourricier asse
constant, situé à quelques centimètres de la facette
auriculaire et à direction oblique en bas et en avant
on n'en trouve guère d'importants sur la face interne
tandis que la face externe en est pour ainsi dire cri
blée, du moins sur ses bords, en dedans de la zone
juxta-épiphysaire par rapport au centre de l'os. Ils
sont très remarquables au-dessous de la crête iliaque.
en arrière des épines iliaques antérieures, sur la face
antérieure du pubis et surtout au pourtour de l'acétabulum. Il nous a paru que ces derniers étaient plus
marqués sur les bassins jeunes, tandis que les orifices
des vaisseaux de l'extrémité postérieure de l'os des
iles étaient insigniliants.

En résumé, ce n'est qu'à la puberté que s'achève l'ossification de l'acétabulum. Jusque là toute la puissance du développement semble converger à son niveau, où se multiplient les points d'ossification. Jusque là l'os coxal a bien continué à croître par toute sa périphérie, par l'intermédiaire de sa large marge cartilagineuse ; mais plus tard, quand l'ossification du cotyle est achevée, la poussée d'accroissement semble se déplacer : alors on voit sur presque toute la périphérie de l'os iliaque et spécialement aux points saillants, de même que sur les parties latérales du sacrum, des grains osseux apparaître, rudiments des épiphyses dont l'évolution se poursuit jusqu'au moment où le squelette a fini sa croissance, c'est-à-dire jusqu'à 25 ans chez la femme, à 30 ans chez l'homme, suivant les mensurations de Quetelet et les recherches de A. Rambaud et Ch. Renault.

II

Des Ostéites juxta-épiphysaires du bassin.

Dans le chapitre précédent, nous avons reconnu dans l'évolution du squelette du bassin deux périodes :

La première, de la naissance à la puberté, s'étend jusqu'à l'ossification complète de la cavité cotyloïde.

La seconde, de la puberté à l'âge de 25, 30 ans,

coïncide avec l'apparition et la soudure des épiphyses marginales.

Deux groupes d'ostéites à syndromes cliniques distincts correspondent à ces deux stades du développement. Ils diffèrent par le siège de la lésion, par l'évolution de la maladie, par les indications thérapeutiques qu'elle présente.

Mais ce n'est pas une limite absolue que nous prétendons établir entre ces deux groupes . On sait que les faits cliniques échappent souvent aux divisions toujours plus ou moins arbitraires du pathologiste. Nous avons vu d'ailleurs que l'apparition et la soudure des pièces osseuses principales et accessoires varient elles-mêmes d'un sujet à un autre. Nous avons choisi comme terme de notre premier groupe, la puberté; non qu'il y ait un rapport direct entre cette phase de la vie et l'ostéogénie du bassin ; mais parce que les premières épiphyses apparaissent à cet âge. Cependant c'est un peu plus tard, et vers 18 ans et 20 ans, que la poussée épiphysaire est dans toute sa force : elle ne se termine qu'à 25, 30 ans.

Des Ostéites du bassin, de la naissance à la puberté. (Ostéites prépubertiques).

Un fait qui frappe dans l'étude des ostéites du bassin pendant cette période de la vie, c'est la rareté des ostéites à la périphérie de l'os coxal, sa fréquence au contraire au pourtour de la cavité cotyloïde. Les détails que nous avons donnés sur le développement

de l'os des iles, l'explique clairement d'après nous :
l'acétabulum est alors le centre d'une zone d'accroissement étoilée à rayons multiples et à points d'ossification nombreux ; le tissu spongieux juxta-épiphysaire,
si susceptible d'inflammation y abonde ; on comprend
donc que le point de rencontre des trois pièces de l'os
coxal forme une localisation fréquente de l'ostéite.

Cette ostéite est *péri-cotyloïdienne* ou *intra-cotyloïdienne*, suivant qu'elle se développe dans l'articulation ou au dehors.

Il existe en outre, au niveau de la marge cartilagineuse de l'os coxal, une zone d'accroissement. Elle
peut donner lieu à des inflammations plus rares, que
nous désignons sous le nom d'ostéites *juxta-margi-
nales*, pour les distinguer des ostéites juxta-épiphysaires à évolution plus tardive.

Quel que soit le siège de l'ostéite, elle peut se présenter sous deux formes différentes, d'ostéomyélite
aiguë, ou d'ostéite chronique, tuberculeuse : distinction très-importante au point de vue de l'intervention.

Nous n'avons rencontré qu'une périostite phlegmoneuse de la crête iliaque, développée chez une
enfant de 11 ans (Obs. I.). Celles de l'ischion seraient
moins rares, mais elles débutent probablement au
niveau du cartilage qui sépare l'ilium de l'ischion
(Obs. XXVII, XXVIII). Cette rareté des ostéites péri-
marginales explique, selon nous, ce fait que la sacro-
coxalgie est, à l'inverse de la coxalgie, à peu près inconnue dans les premières années de la vie. Giraldès (1)

Maladies chirurgicales des enfants.
(1) *p.*

dit ne l'avoir jamais vue chez les jeunes enfants. Erichsen ne l'a pas non plus observée. Delens (1) en cite
deux observations, à l'âge de 10 et 12 ans : elles sont
de Simon Thomas de Leyde.

OBSERVATION I

(Lannelongue. *Mémoire sur l'ostéomyélite.* 1879. p. 163)

OSTÉOMYÉLITE DE L'OS ILIAQUE. MORT.

Fille de 11 ans. — Pas d'antécédents scrofuleux ou rhu-
matismaux. En apprentissage depuis deux mois, travaille
debout et se fatigue.

Début de la maladie le 18 septembre, sans cause, par des
douleurs vives à la fesse gauche.

Le lendemain 19, accroissement de la douleur et fièvre
violente.

Entre à l'hôpital le 2 octobre.

Abcès sous périostique considérable de la fesse gauche,
ouvert le 14 octobre.

1er novembre, perforation spontanée de l'os iliaque reconnue, permettant d'arriver avec un stylet dans la fosse iliaque
interne où existait un second abcès sous-périostique.

Plus tard, phlébite dans la veine iliaque remontant jusqu'à
la veine cave, œdème considérable des membres inférieurs.
Frissons répétés.

Mort le 20 Décembre.

Autopsie. — Dénudation de l'os iliaque dans la partie correspondante aux deux fosses, trépanation spontanée et infiltration purulente du tissu spongieux de cet os : pus et lésions
secondaires dans l'articulation sacro-iliaque.

(1) *De la Sacro-coxalgie*, Th. d'agrégation. 1872.

Ostéites péricotyloïdiennes. — Les Ostéites péricotyloïdiennes sont assez fréquentes. Souvent elles sont
prises pour des coxalgies. Leur forme la plus commu-
ne est la forme chronique ou tuberculeuse.

L'affection a un début insidieux : l'enfant boite
d'abord quand il est las; plus tard, dès qu'il marche;
sa claudication est moins prononcée que dans la
coxalgie, et l'amplitude des mouvements qui se pas-
sent dans la colonne lombaire est moindre, l'articulation de la hanche conservant une certaine mobilité.
Quand on couche l'enfant sur un lit pour l'examiner,
on est surpris de constater cette mobilité malgré la
claudication. Quelquefois l'inflammation ayant déjà
influencé l'articulation elle-même, ou plutôt les mouvements suscitant plus de douleur, la mobilité ne
revient que dans le demi-sommeil du début de l'anesthésie. Quand l'analgésie est plus complète les mouvements articulaires se font avec une extrême sou-
plesse.

Les douleurs spontanées sont peu vives Peu d'enfants se plaignent de la douleur au genou, si fréquente
dans les vraies coxalgies.

Les abcès sans réaction inflammatoire ont un siège
différent suivant l'origine du pus : mais ils se montrent
le plus souvent dans la gaîne du psoas ou dans la
fosse iliaque externe sous le fessier, au-dessus et en
arrière du grand trochanter ; que l'inflammation se
propage à l'articulation : une coxalgie secondaire est
constituée.

M. Fochier, chirurgien en chef de la Charité, nous
a montré, alors que nous avions l'honneur d'être son

interne, plusieurs cas de ces pseudo-coxalgies. Les deux observations suivantes ont été prises dans son service.

OBSERVATION II

OSTÉITE DE L'ILIUM. SYMPTÔMES APPARENTS DE COXALGIE. MOUVEMENTS CONSERVÉS DANS L'ARTICULATION COXO-FÉMORALE. PONCTIONS CAPILLAIRES.

Jacques Romesting, âgé de 9 ans, entré à la Charité de Lyon, salle Saint-Pierre, le 20 juin 1883. Père et mère, frères, sœurs en bonne santé. N'a eu aucune affection scrofuleuse jusqu'ici. Il dit souffrir de la jambe depuis la fin de décembre. L'affection à marche progressive, sans symptômes aigus, détermine seulement des douleurs modérées et de la claudication. Il ne s'est jamais plaint du genou.

Il est envoyé à l'hôpital par un médecin avec le diagnostic de coxalgie; mais quand on fait exécuter des mouvements au membre malade, on est surpris de la facilité des mouvements dans l'articulation coxo-fémorale.

Cependant il existe un abcès assez volumineux dans la fosse iliaque externe, dont il n'atteint cependant pas les limites. La collection purulente large, étalée, sous-musculaire a la largeur de la paume de la main. Fluctuation manifeste; à son pourtour, zone d'empâtement peu large; pas de chaleur, pas de rougeur à la peau.

La pression sur la crête iliaque, sur le sacrum n'est pas douloureuse. Il est difficile d'apprécier si la fosse iliaque est sensible, à cause de la présence de l'abcès. Mais en appuyant sur l'épine iliaque antérieure et inférieure, on provoque une douleur manifeste. Cependant pas d'empâtement à ce niveau. La pression du pubis semble un peu sensible; celle de l'ischion ne l'est aucunement. Un choc sur le talon, le membre étant en extension, ne réveille point de douleur.

Rien du côté du grand trochanter, séparé nettement de la collection purulente par un espace non douloureux à la pression. Pas d'abcès dans la gaine du psoas; pas d'abcès intra-pelvien. Le toucher rectal n'a rien indiqué d'anormal du côté de la surface rétro-acétabulaire.

Raccourcissement apparent, très facilement corrigé du membre inférieur gauche. Il y a une légère flexion de la cuisse sur le bassin et un peu d'adduction.

La claudication est celle d'une coxalgie au début. Les mouvements limités, qu'ils soient spontanés ou provoqués, sont parfaitement libres; mais quand on met la cuisse dans l'extension complète, le bassin est entraîné; il l'est également dans les mouvements extrêmes d'adduction et surtout d'abduction. La flexion complète est facile.

Atrophie marquée des muscles fessiers, des muscles de la cuisse et de la jambe. La circonférence de la cuisse et de la jambe à leur partie moyenne, a un centimètre de moins du côté malade. Pas de raccourcissement du fémur.

28 juin. — Ponction capillaire de l'abcès de la fosse iliaque externe. On retire un bon demi verre de liquide séro-purulent,

14 juillet. — Le liquide s'est en partie reproduit: ni chaleur, ni rougeur de la peau au niveau de l'abcès. Sa tension est moindre et l'enfant se dit soulagé depuis la ponction : il ne souffre aucunement, mais boite à peu près comme auparavant.

On le traite par des ponctions successives, tous les deux mois environ. Repos au lit, mais pas de bandage.

OBSERVATION III

OSTÉITE PÉRI-COTYLOIDIENNE, SIMULANT UNE COXALGIE. PONCTIONS CAPILLAIRES.

Henriette Moiroud, âgée de 4 ans, entre à la Charité de Lyon le 23 mai 1883. Cette enfant a joui jusqu'ici d'une bonne santé, et a même de l'embonpoint. Elle boite depuis le mois d'octobre dernier et souffre modérément. L'enfant couchée sur un lit, on constate un allongement apparent de 2 centimètres du membre inférieur droit, c'est-à-dire du côté malade, un abaissement de l'épine iliaque correspondante. Il y a une abduction de la cuisse sur le bassin, une légère flexion et une très faible rotation en dedans. Les mouvements communiqués, quelque peu étendus, entraînent le bassin. Pas d'engorgement autour du grand trochanter; mais dans la gaine du psoas on constate un abcès qui remonte dans la fosse iliaque interne.

Le 2 juin. — Anesthésie au chloroforme. Dans le demi-sommeil du début de l'anesthésie, les mouvements articulaires deviennent possibles, puis ils sont absolument souples, quand l'anesthésie est complète.

M. Fochier porte le diagnostic de pseudo-coxalgie, d'abcès de la gaine du psoas, dépendant d'une lésion de l'ilium.

Ponctions aspiratrices à un centimètre au-dessous et un peu en dedans de l'épine iliaque antérieure et inférieure. On retire un demi-verre de pus séreux. Il y a déjà une résorption des éléments figurés du pus. On renvoie la malade sans bandage, et on prescrit un traitement reconstituant.

La malade est ramenée à la consultation gratuite, le 25 juillet. La claudication a diminué au dire de la mère. Les mouvements articulaires sont toujours limités. Il n'y a plus de fluctuation au niveau de l'ancien abcès, mais seulement de l'empâtement.

Le diagnostic de ces pseudo-coxalgies est d'une grande difficulté. Nous en citerons pour preuves deux observations de Nélaton et de Marjolin où l'erreur fut constatée à l'autopsie.

Dans le cas de Nélaton (1), il s'agissait d'un enfant de 12 ans qui présentait tous les signes d'une luxation

---

(1) NÉLATON. (Bull. de la Soc. anat). 1835. p 18.

symptomatique du fémur : raccourcissement, rotation du pied en dedans, atrophie considérable, fistules nombreuses autour de l'articulation, impossibilité d'exécuter le moindre mouvement spontané. L'autopsie fit reconnaître que l'articulation et le fémur étaient parfaitement sains ; un séquestre invaginé de la tubérosité sciatique avait produit tous les désordres.

Marjolin a présenté à la société de chirurgie en 1861 une pièce d'ostéite tuberculeuse du bassin, ayant simulé une coxalgie. Chez sa malade, petite fille âgée de 6 ans, la flexion très prononcée de la cuisse sur le bassin, l'impossibilité d'imprimer au membre pelvien des mouvements d'extension ou d'abduction, sans entraîner le bassin et causer des douleurs très vives, firent admettre le diagnostic de coxalgie. Marjolin attendit que l'état général se fut modifié pour intervenir.

Survint une rougeole compliquée d'une double broncho-pneumonie qui emporta la malade.

A l'autopsie, l'articulation coxo-fémorale fut trouvée exempte de toute altération ; mais en examinant avec soin le bassin, on trouva sous l'obturateur interne un abcès en rapport avec un point d'ostéite fongueuse. Marjolin ajoute : « Je ne doute pas que si l'enfant eût vécu, l'affection eût détruit la paroi osseuse qui la sépare de l'acétabulum. Je suis tenté encore de rattacher cette affection à une coxalgie, bien que la cavité articulaire au premier abord nous semble saine. »

Ostéites intra-cotyloïdiennes. — Coxalgie acétabulaire primitive. — Souvent c'est dans le cotyle même que se trouve le point osseux primitivement malade : c'est là la coxalgie acétabulaire primitive. Brodie le premier parle des formes osseuses de la coxalgie. Erichsen (1) va plus loin et pose le diagnostic de la forme fémorale et de la forme pelvienne. Kœnig (2) admet que les lésions primitives tuberculeuses de l'acétabulum égalent à peu près en nombre les lésions primitives de la tête du fémur.

M. Ollier (3) affirme la même idée avec plus de précision : « La coxite acétabulaire rentre dans les ostéites juxta-épiphysaires. »

Ailleurs il dit : « Des affections osseuses sont le plus souvent chez les enfants, l'origine des affections articulaires : il y a d'abord un noyau osseux malade dans la région juxta-épiphysaire, l'altération gagne le tissu spongieux voisin, il arrive jusqu'à l'articulation plus ou moins tôt, selon que la synoviale est plus ou moins éloignée du foyer intra-osseux. L'invasion de l'article est subordonnée aux rapports de la synoviale avec la région juxta-épiphysaire. » De même la coxalgie est constituée plus ou moins vite, suivant que le foyer osseux primitif est péri ou intra-cotyloïdien.

Quelles *preuves anatomiques* trouvons-nous de ces coxalgies acétabulaires primitives dans les auteurs ?

---

(1) ERICHSEN. *Science and Art of Surgery.*

(2) KŒNIG. *Lehrbuch der Speciellen chirurgie.* 1881.

(3) OLLIER. *Clinique faite à l'Hôtel-Dieu de Lyon.* 12 janvier 1881. *Revue de chirurgie.* 1881. p. 384.

On a souvent recherché les altérations du début de la coxalgie chez des enfants emportés par une affection intercurrente, telle que le croup. On trouve fréquemment alors une érosion ou des ostéites superficielles du côté de la tête et du côté de la cavité, et souvent dans les points en contact. Dans les nombreuses observations rapportées par Brodie, Holmes, Maisonneuve, Guéniot, je n'ai trouvé que deux dissections de Ford où le début parut être l'acétabulum : « Dans l'une il y avait environ une cuillerée de pus dans la cavité de l'articulation de la hanche ; la tête du fémur était un peu enflammée, le ligament capsulaire un peu épaissi, et le ligament rond était uni, comme dans son état naturel, à la cavité cotyloïde ; le cartilage qui revêt cette cavité était détruit dans un endroit, avec une petite ouverture au travers de laquelle une sonde pouvait être passée sous le cartilage, sur la face interne de l'os pubis d'un côté, et sur l'os ischion de l'autre. La partie opposée ou externe de l'os innominé paraissait avoir souffert beaucoup plus que la cavité cotyloïde. Dans l'autre cas, la maladie était plus avancée (1). »

Holmes donne le dessin d'une pièce sur laquelle on voit la persistance du cartilage en Y, une perforation de la partie iliaque et une de la partie ischitiaque de l'articulation. Le malade avait été réséqué et avait parfaitement guéri. Quelque temps

(1) Samuel COOPER. *Dictionnaire pratique de médecine et de chirurgie*. Article Bassin.

après sa guérison, il succomba au développement d'une pneumonie intercurrente.

Dernièrement une autopsie est venue nous donner une pièce d'une valeur indiscutable. Une enfant d'un mois fut reçue à l'hospice de la Charité pour un phlegmon diffus, dont le point de départ était une mastite du sein gauche. L'enfant était à son entrée dans un état de cachexie profonde, et mourut le 5 juillet avec une ostéo-périostite bipolaire du tibia gauche et les symptômes suivants du côté de la hanche droite : la cuisse était en flexion ; les mouvements de la hanche, très douloureux, entraînaient le bassin. A l'autopsie, je trouvai dans l'articulation de la hanche une cuillerée de pus ; la tête fémorale était intacte ; mais du côté de la cavité cotyloïde existait une petite cavité du volume d'un pois. Le cartilage était perforé et soulevé ; un stylet tombait sur l'extrémité correspondante de l'os pubis dénudé, au-dessous de l'éminence ilio-pectinée, dans l'articulation même.

OBSERVATION IV

OSTÉITE INFECTIEUSE INTRA-COTYLOÏDIENNE ; OSTÉO-MYÉLITE BIPOLAIRE DU TIBIA, A LA SUITE D'UN PHLEGMON DIFFUS DU SEIN.

Marie Delvaux, née à la maternité de la Charité de Lyon, le 7 juin 1883, entrée le 18 juin dans la salle des nourrices et enfants malades. Elle présente au sein gauche un abcès dont la mère fait remonter l'apparition au 14 juin ; il s'agit donc d'une mastite des nouveau-nés.

Le 18 juin, la tuméfaction partie du sein s'étend à la paroi thoracique externe jusqu'aux dernières fausses côtes. Rou-

geur, chaleur et fluctuation. Fièvre intense. On fait au
Paquelin une longue incision de huit cent. qui donne écoulement au pus. Deux autres petites incisions rayonnant autour
du mamelon, et destinées à ouvrir de petites poches distinctes. Pansement de Lister.

Le 19 et le 20, amélioration ; diminution de la fièvre.

Le 21, un abcès apparaît au sein droit. Il est incisé le 22,
au Paquelin, on ouvre en même temps au sein gauche et en
profitant d'une des incisions antérieures une nouvelle collection de pus.

Les jours suivants, pansements antiseptiques. Cependant
la fièvre persiste ; la plaie est sèche.

Le 24, la cuisse gauche est fléchie sur le bassin, qui est
entraîné dans les mouvements du membre inférieur ; les
mouvements sont douloureux. Cependant pas de chaleur,
pas de tuméfaction locale.

Du côté du membre droit œdème remontant jusqu'au genou.
Rougeur et fluctuation très-profonde à l'extrémité inférieure
de la jambe sur la face interne du tibia. Incisions allant
jusqu'à l'os dénudé et donnant issue à du pus phlegmoneux.

Rien de particulier les jours suivants. Pansements antiseptiques quotidiens. Persistance de la fièvre ; les incisions des
abcès donnent peu.

4 juillet, nouvel abcès sur la face interne du tibia droit, à
son extrémité supérieure. Incision allant jusqu'à l'os dénudé,
ostéite bipolaire du tibia .

Cependant les symptômes du côté de la hanche ne se sont
pas modifiés ; la cuisse reste fléchie sur le bassin : les mouvements communiqués sont douloureux et montrent une
immobilité non absolue de l'articulation. Ni œdème, ni rougeur.

Mort le 5 juillet.

Autopsie le 6 juillet.

Du côté de la hanche malade, on trouve dans l'articulation
une cuillérée de pus. La tête fémorale est absolument saine,
recouverte de son cartilage. La cavité cotyloïde présente le

même aspect normal, excepté en un point situé à la jonction des parties du pubis et de l'ilium qui prennent part à la formation du cotyle. A ce niveau le cartilage est rompu, décollé. Au-dessous, petite cavité du volume d'un pois, pleine de pus et correspondant à un point osseux dénudé du pubis. A son pourtour, teinte rouillée du cartilage. Pas d'abcès pelvien.

Ostéite bipolaire du tibia droit.

Pas d'abcès viscéraux.

Mais c'est surtout dans les résections de la hanche que les chirurgiens ont constaté ces lésions primitives de l'acétabulum.

M. Ollier (1), ayant pratiqué la résection de la hanche chez un sujet de seize ans, pour une coxalgie acétabulaire suppurée, accompagnée de fusées tout autour de l'articulation, trouva un petit séquestre vasculaire au fond de la cavité cotyloïde, probablement un des os complémentaires de la cavité cotyloïde nécrosé. Ce fait n'est pas une rareté, d'après ses observations.

La clinique de Volkmann a fourni une intéressante statistique sur l'origine primitive de la coxalgie. Elle est dûe à Haberern.

Sur 132 cas de résections pratiquées pour tuber-

---

(1) OLLIER. *De la résection de la hanche. Revue de chirurgie* 1881.)

(2) HABERERN. *Ueber Beckenabscesse bei Coxitis und ihre Behandlung. Centralbl. f. Chir.*Leipzig. 1881, n° 13. Thérap. Contemp. Paris 1881. p. 273.

culose de la hanche, les résultats anatomiques ont
été les suivants :

5o fois il existait des foyers caséeux dans la cavité
cotyloïde, dont 31 fois avec séquestres et 19 fois
sans.

23 fois il y avait des foyers caséeux dans la tête,
le col du fémur et le grand trochanter, dont 14 fois
avec séquestres et 9 fois sans.

7 fois il y avait des foyers caséeux à la fois dans la
tête et la cavité, dont 6 fois avec séquestres et 1 fois
sans.

29 fois, on constatait une carie de la tête et de la
cavité cotyloïde d'une telle étendue que le point de
départ du mal ne put être localisé.

23 fois, ni carie, ni foyers caséeux dans les os ;
peut-être existait-il une tuberculose synoviale pri-
maire.

Sans doute les chirurgiens français n'admettent
pas d'une façon aussi absolue que le chirurgien de
Halle l'origine osseuse de la coxalgie, il nous semble
néanmoins prouvé que son origine est souvent une
ostéite juxta-épiphysaire ou épiphysaire de la cavité
cotyloïde, suivant qu'elle débute sur une des pièces
primitives de l'os coxal ou dans les épiphyses de la
cavité, dans l'os cotyloïdien. Cette distinction, d'ailleurs sans importance pratique, est basée plutôt
sur des analogies que sur des pièces anatomiques :
toujours est-il qu'il n'est point rare de trouver avec
une perforation du cotyle un séquestre ou de petits
séquestres vasculaires dans le pus d'un abcès pelvien.

Sur la plupart des pièces anatomiques de coxalgie ancienne, la partie postéro-supérieure du cotyle est déformée, érodée, refoulée (*ulceroser decubitus*, Volkmann) ; la tête fémorale ne repose plus dans la cavité primitive, condition qu'Erichsen considère comme favorable à sa régénération. Souvent il y a perforation de l'arrière-fond et communication avec le bassin. Nous croyons en dehors de notre sujet, l'étude de ces lésions du cotyle, quand elles n'ont pas été données comme primitives.

Erichsen (1) a posé le *diagnostic* de cette forme de coxalgie. Bien que cette précision soit souvent impossible, les signes donnés par Erichsen ne sont cependant pas à rejeter et peuvent être utiles au point de vue de la résection.

Il distingue trois formes :

1° La coxalgie arthritique ou synoviale;

2° La coxalgie acétabulaire ou développée du côté de la cavité cotyloïde et des os du bassin;

3° La coxalgie fémorale.

Les symptômes de la forme arthritique sont ceux d'une arthrite aiguë : douleur très intense, siégeant au niveau même de l'articulation; spasmes, exacerbation nocturne, immobilité absolue, abduction, rotation en dehors, un peu de gonflement à la face antérieure de l'articulation, fièvre intense, etc.

Dans la forme acétabulaire, la douleur au commencement au lieu d'être rapportée à l'articulation,

_____

(1) Article coxalgie de MATHIEU et STRAUS, *in Dict. des Sicences médicales.*

paraît plutôt siéger dans la fosse iliaque ou sur le côté du bassin ; plus tard elle prend les caractères d'une douleur profonde dans l'article. Les abcès sont ordinairement intra-pelviens et viennent se présenter au-dessus et au-dessous du ligament de Poupart, ou se font jour à travers le trou sciatique ou sur les côtés du rectum. La luxation est rare, et il survient plutôt une perforation de la cavité cotyloïde, au travers de laquelle tend à passer la tête articulaire.

La forme fémorale serait propre à l'enfance et souvent d'origine tuberculeuse. La douleur au début est très légère ou bien siége au genou.

Le membre adopte successivement deux attitudes qui sont dues à une altération de la contractilité musculaire : à la première période, les muscles rotateurs externes, par leur étroite connexion avec l'articulation deviennent le siége d'irritation, et leur action étant ainsi augmentée, le membre est porté dans la rotation en dehors et dans une légère flexion. Plus tard ces muscles subissent une dégénérescence graisseuse ou une distention plus ou moins étendue : l'action des adducteurs ne se trouve plus contre-balancée, et le membre se porte dans l'adduction et dans la rotation en dedans.

Les abcès se forment surtout à la face externe de la cuisse et s'ouvrent spécialement à deux ou trois pouces au-dessus et un peu en avant du grand trochanter, au voisinage de l'insertion du tenseur du fascia lata. La luxation dans la fosse iliaque est la règle.

« Suivant la juste remarque de Labbé, ces assertions sont trop affirmatives. La forme acétabulaire paraît beaucoup plus fréquente que la forme fémorale, particulièrement chez les enfants. Les tubercules de la tête articulaire sont rares; la luxation implique toujours des altérations du côté du rebord cotyloïdien. Malgré ces réserves, la réunion des signes énoncés n'est pas sans valeur (1). »

III

Des ostéites du bassin après la puberté.
(Ostéites post-pubertiques.)

Nous avons vu dans le développement du bassin, qu'après la puberté une couronne de points épiphysaires apparaissent dans le cartilage marginal de l'os coxal, et que leur soudure est tardive. Ce n'est qu'à 25 ans pour la femme, à 30 ans pour l'homme que les auteurs (A. Rambaud et Ch. Renault, Quetelet) fixent la limite de la croissance. Nous avons d'ailleurs insisté sur l'importance de la zone juxta-épiphysaire sur le développement des ostéites. Trouvons-nous dans l'étude des ostéites du bassin, la preuve de notre dire?

La réponse ne saurait être négative, et ressort manifestement de l'analyse de nos observations. Rares sont les ostéites marginales du bassin chez les enfants (jusqu'à la puberté). De 18 à 30 ans au contraire,

---

(1) Mathieu et Straus, travail cité.

nous voyons les ostéites diminuer sur les autres points du squelette, tandis qu'elles se multiplient sur le pourtour du bassin. Après cet âge, on a toujours affaire à des caries.

D'après 38 observations, où est indiqué l'âge des malades, nous arrivons à ce résultat que l'*âge de la plus grande fréquence des ostéites du bassin*, proprement dites est l'âge de *23 ans*.

A cette époque de la vie, les ostéites de l'ischion et du pubis réunies, égalent à peine en nombre les ostéites de la crête iliaque. Celles-ci sont à un moment donné les seuls points de l'économie où existe encore le tissu si susceptible d'inflammation, qui constitue la zone d'accroissement. Les germes infectieux ou l'influence du froid qui eussent provoqué une coxalgie osseuse chez un enfant, localiseront leur action nocive sur les os du bassin, os iliaque, sacrum. Les crêtes iliaques sont d'autre part le point du bassin le plus exposé aux efforts qui déterminent l'entorse juxta-épiphysaire, cause si fréquente des ostéites (Ollier) (1).

Deux points d'élection des ostéites tardives sont l'épine iliaque postérieure et supérieure, et les masses apophysaires du sacrum, sur lesquelles se développent des épiphyses à un âge avancé. C'est là selon nous l'explication de la fréquence de la sacro-coxalgie chez les adultes. Ce fait est admis par tous les auteurs « C'est, dit Delens, dans la période de 20 à 35 ans,

---

(1) *De l'entorse juxta-épiphysaire, Revue de Chirurgie.* T. I. 1882.

que nous avons trouvé le plus grand nombre de sacro-coxalgies. »

OBSERVATION V

(Recueillie dans le service de M. Ollier)

OSTÉOMYÉLITE AIGUE DU PUBIS. MORT. AUTOPSIE.

Claude Bougnin, âgé de 20 ans, né à Roanne, journalier à
Saint-Fons, entré le 11 février 1874 à l'Hôtel-Dieu de Lyon.
Le malade est brun, de constitution moyenne, n'accuse aucun
antécédent, ni rhumatisme, ni fièvre grave.

Le 8 février. — Ayant travaillé toute la matinée à char-
rier de lourdes bonbonnes, sans en avoir cependant été
fatigué, il a ressenti vers midi un malaise général. Il ne
sait à quoi l'attribuer n'ayant reçu aucune contusion, ne s'é-
tant pas exposé à un refroidissement brusque.

Rentré chez lui, il a eu le soir un frisson intense, et dans
la nuit quelques douleurs à la racine de la cuisse gauche.

Le 9. — Il éprouve de la céphalalgie ; a de la diarrhée
avec météorisme. Pas de vomissements, pas d'épitaxis ; toux
fréquente.

Le 11. — Le malade est reçu à l'Hôtel-Dieu dans une
salle de médecine et n'est transféré dans le service de M. Ollier, que le 23 février.

On constate alors une tuméfaction considérable à fluctuation obscure, occupant la région crurale gauche, et surtout
la face interne de la cuisse dans son tiers supérieur. La
tuméfaction remonte dans la fosse iliaque, à quatre centimètres au-dessus de l'arcade. Par le toucher rectal, on la
retrouve sur la face interne de l'ischion.

Les petits mouvements de la cuisse sur le bassin ne sont
pas douloureux ; il en est de même de la pression contre le
genou. L'ébranlement de la crête iliaque ne provoque pas
non plus de douleurs. Le malade a des lancées constantes

dans le haut de la cuisse; toute pression sur l'abcès est très douloureuse. Jamais le malade n'a souffert du genou.

Il se couche tantôt sur le dos, tantôt sur le côté sain ; dans les deux positions, les deux membres inférieurs sont dans la flexion, flexion de la cuisse sur le bassin, et de la jambe sur la cuisse.

Pouls 110. Température 40°, 9.

Le malade n'a pas eu de nouveau frisson depuis le début ; mais se plaint de céphalalgie et d'insomnie. Il est dans un état de prostration marquée. Facies très pâle.

La langue est blanche ; le ventre météorisé : la diarrhée a cessé depuis huit jours.

26 février. — Du côté des poumons, symptômes d'une bronchite généralisée. Ponction sur la face interne de la cuisse. Issue de 60 grammes de pus louable avec quelques grumeaux.

27. — On fait, au point de la ponction, une incision de 2 centimètres, qui donne issue à 30 grammes de pus.

28. — Le cathétérisme avec la sonde cannelée amène encore 30 grammes de pus louable, sans odeur. On place une mèche.

1er mars. — On passe le stylet, qui fait sortir un peu de pus.

3. — Frisson intense, à midi. On passe le stylet : 30 gram.

Du 8 au 11. — Les mouvements de l'articulation coxo-fémorale deviennent très douloureux.

16. — Depuis hier, diarrhée continuelle ; pas de vomissements. Bouffissure de la face et œdème de tout le membre inférieur gauche.

Urines très colorées, de densité 1032 ; à dépôt purulent abondant ; pas d'albumine.

17. — Le malade souffre toujours beaucoup de son articulation coxo-fémorale. On l'anesthésie et on place un bandage silicaté.

Mort dans la nuit du 19 au 20.

Autopsie. — Les reins, le foie et le cœur sont normaux.

Poumons : bronchite et congestion intense des deux poumons, hépatisation rouge de la moitié inférieure du poumon gauche.

Bassin : Vaste abcès occupant la face postérieure du pubis remontant jusqu'à quatre centimètres, le long du psoas. Toute la symphyse, la branche horizontale et la branche descendante du pubis gauche sont plongées dans du pus, d'aspect louable, existant soit en avant soit en arrière.

L'articulation coxo-fémorale est pleine de pus ; sa synoviale est tomenteuse ; le ligament rond ramolli cède à la première traction. La tête fémorale ne présente que des inégalités ondulées du cartilage.

Le cartilage cotyloïde est intact ; mais il est séparé de l'os sous-jacent, lequel offre les signes d'une ostéite raréfiante suppurée. La cavité articulaire n'a pas paru communiquer avec l'abcès du pli génito-crural.

La symphyse pubienne est mobile et se désarticule par une traction modérée.

OBSERVATION VI

(Louis Dubar. Présentation à la Société anatomique 1880).

Périostite phlegmoneuse diffuse de l'os iliaque droit, de l'extrémité supérieure du fémur droit et de l'extrémité inférieure du premier métacarpien gauche. Abstention. Mort.

Pottcher, âgé de 15 ans, entre le 12 mai 1879, dans le service de M. Dujardin-Beaumetz.

Le 8 mai, étant à son travail, il est pris sans cause connue de douleurs très vives dans l'aine. Il rentre chez lui et se couche. Pendant la soirée, il ressent de légers frissons. Insomnie. Epistaxis.

Au moment de son admission, son affection est prise pour un rhumatisme articulaire aigu. Symptômes généraux graves.

La douleur initiale au niveau de l'aine droite, et les douleurs qu'accuse le malade dans différents points du squelette, attirent notre attention du côté des jointures . Il est difficile de communiquer des mouvements aux articulations coxo-fémorales. La droite est particulièrement douloureuse. Il existe de ce côté, au-dessus du grand trochanter, jusqu'au voisinage de l'épine iliaque antéro-supérieure, une légère tuméfaction sans œdème, ni changement de couleur à la peau. Dans le même point nous remarquons un réseau veineux superficiel constitué par quelques veines dilatées. La pression sur l'épine iliaque antéro-supérieure n'est pas douloureuse. Cette pression est au contraire, difficilement supportée au niveau de l'épine iliaque antéro-inférieure et du grand trochanter droit. Pas trace de fluctuation en ces points.

Les mouvements des articulations fémoro-tibiales sont également douloureux. La palpation des extrémités osseuses qui constituent ces articulations ne produit aucune douleur. Les petites articulations métacarpo-phalangiennes sont assez sensibles.

Nous notons une douleur très vive à la pression au niveau du premier métacarpien gauche.

La température axillaire est 40° 2 ; le pouls de 120.

L'épistaxis, la céphalalgie, la douleur dans la fosse iliaque droite font songer au développement possible d'une fièvre typhoïde. Mais l'absence d'hébétude et de diarrhée, l'existence de douleurs au niveau des jointures font rejeter cette idée. Le diagnostic reste en suspens jusqu'au dernier jour où l'apparition d'œdème et de rougeur au niveau de l'articulation nous démontre l'existence d'une affection périostique.

Abstention. Mort le 15 mai.

Autopsie. Dans la fosse iliaque droite le périoste est tendu et soulevé dans toute l'étendue de cette cavité par un pus rougeâtre assez épais. La collection purulente contourne l'épine iliaque antéro-inférieure, et vient décoller le sourcil cotyloïdien. La synoviale a résisté : elle est un peu épaissie et vascularisée.

Les mailles du tissu osseux dans toute l'étendue de la fosse iliaque et dans toute l'épaisseur de l'os sont infiltrées de pus jaunâtre. Au niveau de l'épine iliaque antéro-inférieure, dans un rayon de 6 centimètres, l'os est complètement baigné par le pus.

On trouve encore une infiltration purulente au niveau de l'extrémité supérieure de la diaphyse du fémur gauche, et au niveau de l'extrémité inférieure du premier métacarpien gauche.

OBSERVATION VII.

(Zwicke. Charité Annalen. Berlin 1880 p. 538).

PÉRIOSTITE DE LA FOSSE ILIAQUE INTERNE. OUVERTURE D'UN ABCÈS.
GUÉRISON.

Mackinzie, âgé de 19 ans, avait été réséqué de la hanche gauche le 9 décembre 1879, et présenté guéri au 19° congrès de chirurgie (avril 1880) par Geheimerath Bardeleben. Il portait dans la fosse iliaque gauche un abcès considérable avec lésion superficielle de la surface interne de l'os iliaque. Cet abcès lui était survenu après une course, faite à la suite d'un pari, de Berlin à Charlottenburg.

L'abcès fut ouvert le 21 février 1880, et le malade fut renvoyé comme guéri au commencement de juillet (34 pansements au chlorure de zinc). La plaie n'était pas complètement cicatrisée, mais elle était en bonne voie, non fistuleuse.

OBSERVATION VIII

(Recueillie dans le service de M. Ollier.)

OSTÉITE DE LA CRÊTE ILIAQUE. — ACCIDENTS SEPTICÉMIQUES.
MORT.

Ernest Froment, âgée de 23 ans, domestique, entré à l'Hôtel-Dieu de Lyon, le 16 décembre 1871. Le malade jouissait d'une bonne santé avant sa maladie actuelle. Il y a un an et demi il eut une fièvre typhoïde et garda le lit onze mois. Au début de sa convalescence, il eut une sorte d'éruption successive de petits abcès sur les bras, sur l'épine dorsale, au niveau du sacrum, aux jambes.

Tous se sont guéris à l'exception d'un, dont l'orifice est situé à la partie externe de la racine de la cuisse au niveau du grand trochanter. La pression n'est douloureuse que sur la crête iliaque. Rien du côté de la colonne vertébrale, ni du côté de l'articulation de la hanche. Empâtement de la fosse iliaque interne.

On pratique le cathétérisme du trajet fistuleux.

Le 20 octobre, apparition d'une plaque érysipélateuse à la partie antérieure de la cuisse.

Mort le 24 octobre. Pas d'autopsie.

OBSERVATION IX

(Recueillie dans le service de M. Ollier)

OSTÉITE AU NIVEAU DE L'ÉPINE ILIAQUE ANTÉRIEURE ET
SUPÉRIEURE. GUÉRISON.

Louis Bessenay, âgé de 20 ans, exerçant la profession de boucher à Lyon, entre le 14 mai 1870 à l'Hôtel-Dieu de Lyon.

Ce malade, qui n'a aucun antécédent personnel ou héréditaire, s'aperçut, il y a six mois, qu'il ne pouvait fléchir complètement la cuisse gauche sur le bassin, sans éprouver de la douleur. La marche n'était nullement empêchée.

A la suite d'une fluxion de poitrine qu'il eut il y a deux mois, il vit se former une petite tumeur dans le pli de l'aine gauche. Cette tumeur augmenta insensiblement sans provoquer de douleurs, dans le repos; mais elle apportait de la gêne dans la marche.

Actuellement on constate une tuméfaction qui s'étend

depuis la racine de la verge jusqu'au niveau de l'épine iliaque antérieure et supérieure. Elle remonte à quatre travers de doigt au-dessus du pli de l'aine et descend un peu au-dessous. Cette tuméfaction est bosselée et présente des points rouges et saillants, surtout au niveau de la partie médiane du pli de l'aine. Cette tumeur est fluctuante dans tous ses points, et l'on sent cette fluctuation même au-dessous de l'arcade crurale. La palpation n'est nullement douloureuse.

En cherchant la cause de l'abcès, et en le faisant remonter à une lésion osseuse, on ne trouve qu'un seul point osseux douloureux, c'est l'épine iliaque antéro-supérieure. Partout ailleurs, le malade ne ressent aucune douleur à la pression.

20 mai. — L'abcès s'est ouvert spontanément. En introduisant un stylet par l'ouverture, on arrive sur l'épine iliaque antérieure et supérieure, que l'on sent dénudée,

Une lettre du malade du 16 juin 1883, complète son observation : « la fistule s'était placée à l'aine, un peu au-dessous de l'os saillant de la hanche gauche.

La guérison fut assez rapide; à peine si la fistule est restée ouverte une quinzaine de jours. »

Le malade fit alors un séjour à Longchêne, où il contracta la petite vérole.

Depuis il a joui d'une excellente santé. Il est actuellement brigadier de gendarmerie mobile à Paris.

OBSERVATION X

(Recueillie dans le service de M. Ollier)

OSTÉITES MULTIPLES. L'UNE SIÈGE AU NIVEAU DE LA BRANCHE DU PUBIS : PREMIÈRE POUSSÉE A L'AGE DE 10 ANS ; SECONDE POUSSÉE A L'AGE DE 25 ANS.

Jean Moreau, cultivateur, âgé de 25 ans entre à l'Hôtel-Dieu de Lyon le 25 février 1870. Quelques signes de scrofule pendant l'enfance.

A l'âge de 10 ans, le malade, alors berger, eut un abcès dans le sillon inguino-scrotal. Une fistule se forma et ne se cicatrisa que 6 mois plus tard après l'issue d'un petit séquestre.

Vers l'âge de 14 ans, ostéite de l'extrémité supérieure du tibia, guérie après 10 mois.

C'est au mois de janvier dernier, que le malade ressentit de nouvelles douleurs dans le sillon inguino-scrotal. Deux abcès se formèrent ; l'un vint s'ouvrir au niveau de la cicatrice de l'ancien abcès ; l'autre à la partie interne de la cuisse, à 11 centimètres du pubis.

Ces deux trajets fistuleux conduisent sur la face antérieure de la branche descendante du pubis, dénudée en ce point. Etat général bon. Le malade ne tousse jamais.

Il sort de l'Hôtel-Dieu le 7 mars.

Une lettre du 25 juin 1883, nous apprend que ces fistules ont suppuré à peu près un mois, que le malade ne s'est pas aperçu de l'issue de séquestres, et qu'il jouit depuis d'une bonne santé.

OBSERVATION XI
(Recueillie dans le service de M. Ollier)

OSTÉITE DE L'ISCHION.

François Gonin, âgé de 24 ans, entré à l'Hôtel-Dieu le 20 décembre 1872.

Début à 20 ans, par un abcès à la marge de l'anus. Plusieurs fistules péri-anales, dont la nature ostéopathique est tardivement reconnue. Un stylet conduit sur la tubérosité de l'ischion dénudée.

Symptomatologie. — On trouve dans les ostéites du bassin les mêmes formes d'inflammation que dans les autres parties du squelette. Mais les formes aiguës sont certainement plus rares.

On rencontre des périostites, des ostéomyélites aiguës, des ostéites chroniques, tuberculeuses.

Les adhérences du périoste aux faces de l'ilium sont peu fortes, surtout sur sa face interne. C'est à ses dépens que nous avons vu l'os prendre de l'épaisseur, c'est-à-dire qu'il est tapissé d'une couche ostéogénique puissante et par suite susceptible d'inflammation. On a signalé des abcès périostiques de la face interne ; et la trépanation de l'os iliaque a été conseillée spécialement pour arrêter leur marche envahissante (Weiss). M. Ollier a même observé deux fois la forme de la périostite albumineuse, décrite par M. Poncet. Les malades ont guéri par des ponctions successives. Duplay a publié un cas de périostite rétro-acétabulaire, sans perforation du cotyle, dans un cas de coxalgie, et il a comparé cette périostite aux abcès périostiques de voisinage, si fréquents dans la carie dentaire.

La périostite au lieu d'être limitée, peut s'étendre aux deux faces de l'ilium ; et l'inflammation comprendre la zone juxta-épiphysaire. L'ilium entier est envahi ; ses épiphyses marginales décollées ; le corps même de l'os totalement ou partiellement nécrosé. Kœnig, Playfair ont signalé ces cas très graves. Ils sont éminemment infectieux : et le cas de Playfair était de nature puerpérale.

Mais les formes torpides de la tuberculose osseuse sont les plus communes au bassin : et la structure spongieuse des os plats qui le constituent, est une prédisposition à ces formes d'ostéites.

Plus les sujets sont jeunes, plus leur inflammation

a un type aigu, rappelant l'ostéite de croissance. Après 25, 30 ans on a toujours affaire à des caries de l'os iliaque ; et la lésion s'aggrave de toute la lenteur de la régénération des tissus, à mesure que l'âge augmente. Il n'est pas douteux que pendant la croissance et même plus tard la zone juxta-épiphysaire est plus propice qu'aucun autre point au développement des tubercules. Une autre condition anatomique favorable à leur évolution à ce niveau est l'épaississement du tissu spongieux au pourtour de l'os coxal, en dedans de sa marge épiphysaire.

Dans la forme infectieuse ou phlegmoneuse, le début est brusque, accompagné de frissons, de céphalalgie, d'épistaxis, de douleurs locales très-vives. Dans le cas de périostite phlegmoneuse diffuse de l'os iliaque, rapportée par Louis Dubar (obs. VI), les symptômes généraux graves firent croire à une dothiénentérie, puis à un rhumatisme articulaire aigu : le diagnostic resta indécis entre cette affection et la périostite phlegmoneuse jusqu'à la mort. Dans ces cas, si le pus finit par s'ouvrir une voie au dehors, et que des fistules s'établissent, l'affection prend une marche plus ou moins chronique ; si l'écoulement du pus n'est facilité ni par une ouverture spontanée, ni par une ouverture au bistouri, la terminaison prochaine est la mort.

Mais d'ordinaire l'affection a une marche lente : ce sont d'abord des douleurs sourdes, tenaces, profondes, en un point limité du bassin. Elles cessent parfois momentanément, et alternent avec des périodes de rémission. Leurs irradiations peuvent faire croire à des affections diverses et notamment à des sciatiques. La douleur entraîne de la claudication.

Le pus se forme pendant ce temps, mais avant de triompher de la résistance des parois épaisses, musculaire et cutanée, qui s'opposent à son issue au dehors, de graves lésions, de vastes décollements du tissu cellulaire des fosses iliaques se produisent; des clapiers profonds et tortueux plongent dans les muscles ou dans les espaces intermusculaires, et leur désinfection, quand l'air y pénètre, devient d'une extrême difficulté : d'où la gravité si grande des suppurations pelviennes. Le pus finit par s'échapper au dehors en suivant diverses directions que nous aurons à étudier et des fistules sont constituées. La suppuration devient intarissable.

C'est alors que l'habitus extérieur se modifie d'une manière toute spéciale : le malade maigrit ; la peau commence par se décolorer ; puis prend une teinte plombique. La face a une expression de langueur analogue à celle des gens qui tombent dans le marasme. L'appétit diminue ; la fièvre hectique s'allume ; la diarrhée survient, et le malade meurt dans une cachexie profonde, plusieurs années ou plusieurs mois après le début de l'affection. On trouve à l'autopsie une dégénérescence amyloïde des viscères.

La terminaison par tuberculose pulmonaire est encore souvent signalée ; mais elle est moins fréquente qu'on est porté à le croire. Cette mention de tuberculose pulmonaire ne se trouve que dans quelques observations : il est vrai que la plupart sont très incomplètes et ne nous permettent pas de conclusions à ce sujet.

Une intervention souvent très insuffisante, est l'occasion de complications graves et mortelles. Nombreuses sont les observations dans lesquelles on voit une simple ponction d'abcès pelvien suivie de mort par gangrène foudroyante, érysipèle, infection purulente. Nous aurons à revenir sur ce point. Ces terminaisons tristes deviennent de plus en plus rares avec l'application de l'antisepsie rigoureuse.

Anatomie pathologique. — Quand on porte le diagnostic d'ostéite pelvienne, les *abcès* sont déjà constitués et accessibles à nos moyens d'exploration : palpation de la face externe du bassin et de la fosse iliaque interne; toucher rectal.

Bien que l'on ne doive pas croire, avec Erichsen, que le siège des abcès soit toujours identique dans les lésions similaires ; on doit reconnaître qu'il a une marche déterminée par des raisons anatomiques.

Les suppurations de la crète iliaque et des fosses iliaques donnent lieu à des collections extra-pelviennes, et à des collections intra-pelviennes.

Les collections extra-pelviennes occupent la fosse iliaque externe ; elles sont bridées par les muscles de la fesse et viennent faire saillie au niveau du pli fessier. Elles pourraient alors donner le change et faire croire à un abcès venant de l'articulation de la hanche. Erichsen insiste sur ce fait que les abcès des ostéites du bassin n'enveloppent pas le grand trochanter, comme cela a lieu dans la coxalgie.

Elles remontent quelquefois au-dessus de la crête iliaque, jusque dans la région lombaire et peuvent faire croire à un mal de Pott de cette région.

Les collections intra-pelviennes ont deux directions :

Elles suivent la face antérieure du sacrum, puis le nerf sciatique, en passant par la grande échancrure sciatique.

Ou bien elles s'avancent sur la fosse iliaque interne, dans la gaîne du psoas ou dans celle du muscle iliaque. La plupart de ces derniers abcès sont nés dans le bassin même. L'os des iles est la source du pus ; soit qu'il s'agisse d'une périosto-ostéo-myélite aiguë, assez rare avec nécrose de la surface interne de l'os ; soit qu'il s'agisse le plus souvent de lésions chroniques. Ces abcès sortent ensuite du bassin en passant au-dessous du ligament de Poupart, ou au-dessus de celui-ci, près de l'épine iliaque antérieure et supérieure.

Dans les ostéites du sacrum, on doit distinguer les suppurations de la surface antérieure et celles de la face postérieure. Celles-ci, en général sessiles, sont d'un diagnostic aisé.

Celles de la surface pelvienne se manifestent le plus fréquemment à la marge de l'anus.

Dans l'examen des abcès et des fistules qu'on peut rencontrer soit au pourtour de l'anus, soit au périnée, soit dans la région fessière, on doit apporter la plus grande attention et tenir compte surtout des douleurs profondes, persistantes dont la région du sacrum aurait pu être antérieurement le siège.

Dans la région périnéale aboutissent aussi les abcès rétro-acétabulaires et ceux qui proviennent de l'ischion. Ces derniers se portent aussi au pli fessier et peuvent même s'ouvrir plus bas sur la face postérieure de la cuisse. Billroth raconte que, dans un cas, un abcès descendit de la tubérosité sciatique jusqu'au genou chez un malade qui marchait.

Les divers abcès qui parviennent au périnée, peuvent s'ouvrir dans le rectum. On a même vu des séquestres expulsés par cette voie.

Le pubis est-il la source du pus, des fistules peuvent se créer à tout son pourtour. Mais il est un lieu d'élection pour les ostéites de la branche descendante, c'est le pli génito-crural.

L'abcès, ouvert au bistouri ou spontanément, laisse une fistule à sécrétion souvent abondante, quelquefois intermittente, d'une odeur sui generis. Le stylet malgré la profondeur des tissus, parvient presque toujours sur un point osseux dénudé, nécrosé ou carié.

Nous avons vu que les parties mortifiées pouvaient être limitées à des épiphyses ou étendues à de vastes surfaces. Mais nous devons faire ici une remarque qui rend moins sombre le pronostic, c'est qu'au début la lésion est souvent limitée et nullement en rapport avec les énormes collections de pus, avec les dégâts étendus qu'elle occasionne.

L'ostéogénie nous indique les lieux d'élection des *séquestres* : signalons leur fréquence au niveau de la crête iliaque ; de l'épine iliaque antérieure et supérieure ; de l'épine iliaque antérieure et inférieure ;

de la branche descendante du pubis ; de la tubérosité de l'ischion, tout autant de points saillants qui ont leurs épiphyses propres. Mais il est une région du bassin où l'inflammation est plus fréquente et plus grave, je veux parler du voisinage de la symphyse sacro-iliaque. De chaque côté de la facette auriculaire, les surfaces osseuses épaisses, composées de tissu spongieux, contiguës à des épiphyses tardives, sont le siège très fréquent d'abcès et de séquestres.

La collection anatomo-pathologique de la clinique de M. Ollier renferme une pièce très intéressante où l'on voit sur la masse apophysaire gauche de la deuxième vertèbre sacrée, une cavité régulière, renfermant un séquestre.

La cavité s'ouvre du côté de la face postérieure sur la surface rugueuse située immédiatement en arrière de la facette auriculaire ; en avant dans la gouttière du deuxième trou sacré antérieur. Le séquestre est rond, spongieux, mobile, du volume d'une noisette, il roule comme une bille dans la cavité séquestrale.

Les séquestres sont ou des séquestres de nécrose, dans les ostéites épiphysaires spécialement ; ou des séquestres vasculaires, des séquestres de carie. C'est la forme de mortification ordinaire du diploé et du tissu spongieux ; la forme de mortification de la tuberculose osseuse. C'est celle que nous rencontrons de préférence dans le corps du pubis, au voisinage de l'épine iliaque postérieure et dans les masses apophysaires du sacrum.

Kœnig signale comme siège fréquent d'ostéite tuberculeuse la masse épaisse de tissu spongieux qui sépare la cavité cotyloïde de la grande échancrure sciatique. Sur une pièce du musée de la Faculté de médecine de Lyon, due à Bonnet, on voit cette masse de tissu spongieux comme évidée par un processus de carie.

La gravité locale de cette variété d'ostéite ressort du fait de l'infiltration des produits tuberculeux dans le tissu spongieux si abondant de l'os coxal, et de leur développement dans les parois des vastes abcès froids que nous avons signalés dans les ostéites du bassin.

Complications. — Par suite des rapports des os du bassin, leurs ostéites s'accompagnent fréquemment de complications qu'il nous est impossible de ne pas signaler brièvement.

Ces complications peuvent intéresser les articulations qui sont en contiguité avec le bassin ; les viscères qu'il renferme ; les vaisseaux et les nerfs qui sortent de ses échancrures.

C'est à la fréquence des ostéites qui avoisinent la symphyse ilio-sacrée qu'il faut attribuer une des *complications articulaires* les plus habituelles des ostéites du bassin, la *sacro-coxalgie*. Les lésions des os sont généralement profondes dans cette affection et elles sont quelquefois primitives. Une des pièces reproduites par Delens est un exemple d'une lésion probablement tuberculeuse ayant débuté par le sacrum et envahi consécutivement l'articulation et l'os iliaque.

---

(1) *De la Sacro-coxalgie*, p. 27.

Chez une malade de Verneuil (1) il y avait un séquestre de la partie supérieure du sacrum au niveau de sa
face articulaire. Ce séquestre était entouré d'une portion de tissu osseux ramolli et suppuré. Il y avait là une
véritable ostéite, et une coupe du sacrum fit décou-
vrir dans cet os un abcès qui n'était séparé de l'articulation malade que par une couche de tissu osseux
très mince.

Chez plusieurs malades trépanés par M. Ollier la
symphyse sacro-iliaque était atteinte.

Quand la jointure se prend, on voit les douleurs
augmenter par la marche, par les mouvements des
membres inférieurs et par le rapprochement des
os iliaques. On donne encore comme signes de l'invasion de l'article, le gonflement œdémateux de la
ligne articulaire (Kœnig) ; l'existence d'un abcès ses-
sile en arrière du sacrum et d'un autre sur sa face
antérieure (Broca) ; enfin la disjonction du sacrum et
de l'os coxal, d'où l'allongement du membre inférieur
(Erichsen).

L'articulation de la hanche peut être aussi secon-
dairement atteinte ; mais nous n'avons pas à revenir
sur le diagnostic de cette complication, indiqué dans
notre premier chapitre.

Signalons enfin, les lésions possibles de la symphyse pubienne dans les ostéites du pubis, suppuration et disjonction.

Les *complications viscérales* se rapportent au tube
digestif et à la vessie.

_____

(1) *Société de chirurgie*, 6 décembre 1865.

Dans les ostéites de l'ilium avec abcès dans la fosse iliaque interne, on voit l'inflammation propagée par le tissu cellulaire jusqu'au gros intestin aboutir à des perforations et à des fistules stercorales.

Nous citons comme exemple de cette complication l'observation suivante, qui n'est pas unique :

OBSERVATION XII

(Zwicke.)

CARIE DE L'OS ILIAQUE. — FISTULES STERCORALES. — RACLAGE. GUÉRISON DE LA LÉSION OSSEUSE.

Jeune malade de 14 ans. Présente, dans la convalescence d'une fièvre typhoïde, un abcès dans la région fessière droite qui fut ouvert.

Quand la malade fut reçue, le 17 janvier 1880, deux fistules existaient à peu près à égales distances entre le grand trochanter et la crête iliaque. La pression de l'os coxal faisait sourdre par ces fistules un pus mal lié en quantité modérée. Le doigt introduit dans la fistule dilatée située à la partie supérieure du grand trochanter, arrivait sur l'os iliaque dénudé.

Une incision de cinq centimètres fut faite sur la crête iliaque et la carie de la lèvre interne fut raciée avec la gouge.

La fosse iliaque interne paraissait saine. Drains. Pansement au chlorure de zinc.

Etat général bon avant et après l'opération.

Quatre semaines plus tard, issue des matières fécales ; en même temps la région ilio-cœcale devenait douloureuse à la pression.

Quelques jours après, un érysipèle envahit la région hypogastrique et la cuisse. L'écoulement des matières fécales par la plaie s'arrête pour reparaître à la fin de mai.

Au commencement de juillet, incision avec l'écraseur d'un pont de peau, séparant deux fistules situées au-dessus de la crête iliaque. — On constate la guérison de la carie de celle-ci.

L'opération de la fistule ne devant pas encore être entreprise, la malade est renvoyée chez elle.

OBSERVATION XIII

(Zwicke, idem.)

Ostéite aiguë de l'ilium. Fistules stercorales. Mort.

Enfant de 14 ans, prend, à la suite d'un traumatisme, une ostéite de la partie postérieure de l'ilium. Des abcès multiples se forment à l'aine et à la région fessière, et sont incisés au bistouri. Invasion de l'articulation sacro-iliaque. Formation de fistules stercorales.

Décubitus. Pleurésie purulente. Mort, 8 semaines après le début.

A l'autopsie, on trouve l'os iliaque dénudé jusqu'à la symphyse ; une disjonction de l'articulation ilio-sacrée, et une perforation au niveau du coude du colon gauche.

Plus fréquemment on voit des abcès d'origine osseuse venant du sacrum ou de l'ischion s'ouvrir dans le rectum comme d'autres au périnée. Dans deux cas même, des séquestres consécutifs à une carie du coccyx furent rendus par l'anus (Obs. de Joyeux et de Gooch).

Dans notre observation XXXI due à l'obligeance de M. Ollier, le sacrum était comme plongé dans un vaste clapier à fistules rectales et cutanées.

Les complications vésicales dans les ostéites du pubis donnent lieu à des symptômes assez fréquents, et absolument inattendus. Chez un malade de M. Ollier (obs. XXXIV), les premiers signes de son ostéite furent des phénomènes morbides du côté des voies urinaires, dont le diagnostic fut d'abord impossible. C'étaient des symptômes de cystite : mictions douloureuses et fréquentes : urines chargées ou purulentes, symptômes survenus sans cause appréciable.

Notre observation XXXII, qui a rapport à une autre malade de M. Ollier, est encore plus curieuse : ce sont à la suite d'une ostéite du pubis guérie en apparence, des symptômes de cystite qui ne cèdent que par l'ablation d'un calcul, dont le centre était un petit séquestre spongieux.

Enfin notre observation XXXIII publiée par Busch, n'est pas moins surprenante : plusieurs petits séquestres sont expulsés avec l'urine ; puis un plus volumineux est arrêté à la base de l'urèthre et en bouche la lumière ; l'urine s'écoule alors par les fistules de l'ostéite ; enfin un volumineux séquestre tombé dans la vessie devient le centre d'un calcul qui remplit cette cavité entière.

Esquissons maintenant à grands traits et pour nous résumer les ostéites de chacun des os du bassin.

Nous ne reviendrons pas sur les ostéites de l'ilium que nous avons presque toujours eues en vue dans notre symptomatologie générale. Remarquons seulement la bénignité des lésions limitées à l'une des épines iliaques antérieures, et par contre, le pronostic fâcheux des inflammations des épines iliaques postérieures si souvent compliquées de sacro-coxalgies.

Au pubis nous trouvons deux formes d'ostéite distinctes. Dans l'une, la lésion porte sur la branche horizontale : l'affection est grave, et souvent s'accompagne de troubles urinaires. Dans la seconde, la lésion siège sur la branche ischio-pubienne : c'est une ostéite épiphysaire ou juxta-épiphysaire, à évolution tardive, qui se termine par la guérison après l'expulsion ou l'extraction d'un petit séquestre.

Pour l'ischion, on pourrait établir, à priori, la même distinction, mais nous n'avons pas de faits pour l'appuyer. Ces ostéites donnent le plus souvent lieu à des fistules péri-anales, de même que les ostéites du pubis à des fistules du sillon inguino-scrotal.

Quant au sacrum, il a pour ainsi dire une pathologie distincte : comme la colonne vertébrale, dont il fait partie, il est sujet au mal de Pott, et ses lésions peuvent s'accompagner de phénomènes médullaires (obs. XXXI) ; comme les os coxaux, avec lesquels il forme le bassin, il présente des ostéites juxta-épiphysaires tardives, en rapport avec l'évolution des épiphyses marginales. Signalons enfin les lésions souvent superficielles de sa face postérieure dans le décubitus.

SECONDE PARTIE

De l'intervention dans les ostéites du bassin.

L'intervention dans les ostéites du bassin varie surtout suivant que la forme de l'ostéite est aiguë et infectieuse ou chronique.

D'autre part, quelle que soit la marche de l'affection, elle aboutit toujours à la formation de collections purulentes, souvent à la nécrose ou à la carie de portions osseuses. De là pour l'intervention trois objectifs à indications thérapeutiques différentes :

1° Le pus,

2° Les séquestres,

3° La carie.

A la première indication correspondent les ponctions capillaires, l'ouverture des abcès, le drainage, la trépanation de l'os iliaque ; à la deuxième, l'extraction des séquestres; à la troisième, tous les moyens

employés pour la destruction des fongosités, le
raclage, l'évidement osseux, la résection.

La trépanation le plus souvent est faite dans le but
de donner écoulement au pus ; mais elle a d'autres
indications. A cause de son importance, nous lui con-
sacrerons un article spécial.

Enfin, bien que à tout âge nous ayons les mêmes
lésions, et les mêmes ressources thérapeutiques, nous
croyons devoir indiquer dans quelques pages préli-
minaires les particularités qui se rattachent au traitement des ostéites de l'enfance.

I

Traitement des ostéites du bassin, de la naissance à la puberté.

Ostéites péricotyloïdiennes. — Ces ostéites affec-
tent deux formes cliniques à évolution dissemblable,
d'où deux lignes de conduite différentes pour le chirurgien.

A-t-on affaire à l'ostéite chronique, tuberculeuse,
forme la plus fréquente, la marche de l'affection
est lente, insidieuse ; la douleur, puis la claudication
sont d'abord les seuls signes de l'affection ; pas de
symptômes réactionnels aigus : ni fièvre, ni troubles
profonds de l'organisme autres que l'amaigrissement. Plus tard des abcès se forment : ce sont des
abcès froids.

Dans ces cas le meilleur traitement consiste en

ponctions capillaires successives, faites tous les deux
mois environ. Chez les organismes jeunes, le pus se
résorbe avec une grande facilité. C'est un fait connu,
sur lequel a insisté M. Ollier, à propos des coxalgies
de l'enfance.

La nature du pus que l'on retire, en ponctionnant
les abcès froids chez les enfants, indique cette tendance à la résorption. En effet, s'il arrive de rencontrer le pus ossifluent type, plus souvent encore on
trouve un liquide séreux tenant en suspension des
éléments purulents plus ou moins rares. C'est dire
qu'il y a une dissociation entre les éléments qui doivent se résorber et ceux qui sont destinés à s'enkys-
ter pour subir une résorption plus lente, souvent incomplète.

Il faut en un mot traiter les ostéites du bassin
comme l'on traite chez l'enfant le mal vertébral avec
abcès par congestion. Or la guérison est presque la
règle dans le mal de Pott de l'enfance, en ville du
moins.

Nous avons vu ce traitement plusieurs fois appli-
qué par M. Fochier, chirurgien en chef de la Charité,
dont la parole fait autorité en chirurgie infantile.
Malheureusement nous n'avons pu suivre les malades
de nos observations II, III, assez longtemps pour
constater leur guérison. Nous avons du moins été
témoin d'une amélioration sensible.

L'immobilisation dans un bandage n'est pas néces-
saire. Ce sera cependant une mesure prudente, si
l'on craint l'envahissement de la jointure.

Dans les formes aiguës, ostéites de croissance,

ostéites *a frigore*, ostéites consécutives aux fièvres éruptives, typhoïde, scarlatine, variole, rougeole, le début est brusque ; les symptômes généraux graves, simulant le rhumatisme articulaire aigu ; la marche rapide. Il y a une indication bien nette à ouvrir antiseptiquement les collections purulentes, et ultérieurement à enlever les fragments osseux nécrosés.

Coxalgie acétabulaire primitive. — Nous ne voulons pas donner ici le traitement de la coxalgie osseuse. Nous croirions sortir absolument de notre sujet. Cependant nous devons préciser les indications que comporterait le diagnostic d'ostéite intra-cotyloïdienne.

Ici encore, nous trouvons les deux formes citées ci-dessus. Si l'on a affaire à l'ostéite chronique, c'est aux révulsifs, à l'immobilisation dans un bandage silicaté, et aux ponctions successives que l'on devra s'adresser. Continuer, surtout si l'enfant engraisse dans son bandage (Ollier) ; on peut alors porter un bon pronostic et espérer tarir la suppuration par des ponctions pratiquées tous les deux mois en moyenne. On devra persévérer dans cette ligne de conduite si, après chaque ponction, le pus est moins abondant et surtout plus séreux, moins chargé en leucocytes (Ollier).

La lésion est-elle plus grave et a-t-on affaire cependant à des ostéo-arthrites superficielles, le drainage bien entendu, bien pratiqué, ouvre suffisamment l'article pour bien déterger et permettre la guérison. Mais si un point osseux est nécrosé, la cure ne peut se produire que par son ablation.

La perforation de l'acétabulum, loin d'être une contre-indication à la résection est un motif d'agir vite.

A-t-on constaté, par le toucher rectal, un abcès intra-pelvien, lié à la carie et le plus souvent à la perforation du cotyle, le drainage est insuffisant. C'est à la résection qu'il faut recourir (Ollier, Kœnig). Celle-ci faite, drainer le fond de la cavité et l'abcès pelvien ; ruginer et enlever les parties atteintes de l'acétabulum.

On sait que les abcès nés de la branche descendante du pubis viennent souvent s'ouvrir dans le pli génito-crural : on fera, croyons-nous, avec avantage une contre-ouverture en ce point. Good a trouvé six cas dans lesquels l'abcès pelvien fut noté comme complication locale avant l'opération. Ces cas appartiennent pour la plupart à Barwell et le pus fut évacué par la perforation chirurgicale du cotyle, quatre fois avec succès. Dans les abcès pelviens, rétro-acétabulaires, on doit se faire un chemin à travers le fond de la cavité acétabulaire pour pénétrer dans le bassin (Kœnig).

La rugination et l'abrasion des parties malades de l'acétabulum ont été exécutées nombre de fois et souvent avec succès, dans des coxalgies osseuses. Erichsen a réséqué l'ischion et a eu le bonheur de guérir son malade. Sayre a réséqué le pubis avec succès. Syme a enlevé ces deux portions osseuses sur le même malade qui a survécu.

Qu'on n'oublie pas lorsque, dans un cas de coxalgie, on ne pourra expliquer la fièvre par des lésions périphériques, d'examiner le bassin.

Dans la coxalgie acétabulaire infectieuse, il y a obligation d'ouvrir ces abcès phlegmoneux et de réséquer. De même que l'on trouve la tête fémorale noyée dans le pus dans l'articulation, de même on rencontre dans des abcès intra-pelviens, communiquant avec l'article, des séquestres venant des trois pièces osseuses de l'os iliaque ou même des points secondaires. Dans ces cas, il faut faire une résection de débridement pour ouvrir ces foyers infectieux et donner issue aux séquestres (Ollier).

II

Traitement de la suppuration.

Que l'ostéite soit aiguë ou chronique, phlegmoneuse ou tuberculeuse, toujours elle aboutit à la formation d'une collection purulente.

Pour les formes aiguës, nulle hésitation n'est possible : il faut débrider hâtivement et largement ces abcès à caractères phlegmoneux. Il faut agir vite pour arrêter les lésions locales du décollement du périoste ; il faut agir vite aussi pour faire cesser les symptômes généraux graves. Sans intervention, c'est la mort fatale, si le pus n'a réussi à se frayer lui-même une voie au dehors. Nous citons une observation (Obs. VI.) de périostite phlegmoneuse diffuse de l'os iliaque dans laquelle on voit l'abstention suivie de mort le septième jour de l'affection. Nous ne prétendons pas cependant supprimer la gravité du pronostic dans les ostéites suraiguës ; mais nous croyons à l'avantage incontestable de l'ouverture hâtive, surtout maintenant que le drainage et les pansements antiseptiques donnent à l'intervention une sécurité inconnue jusqu'ici.

Dans les ostéites chroniques du bassin, longtemps la thérapeutique chirurgicale est restée limitée à l'ouverture des abcès ; et nous voyons, dans les observations anciennes, cette intervention, quelque restreinte qu'elle soit, considérée comme des plus graves. Nous citerons à l'appui de notre dire deux observations de Boyer, intéressantes parce qu'elles représentent le pronostic et le traitement de ces affections à son époque. L'ouverture spontanée était en général considérée comme moins grave que l'ouverture au bistouri, probablement parce que dans le premier cas le pus s'écoulait plus lentement, quelquefois par un trajet détourné et laissait à la poche purulente le temps de revenir sur elle-même. Les chirurgiens imitaient la nature par des ponctions très étroites, obliques. Dans les deux cas cependant la terminaison était la même ; le pronostic presque toujours fatal. Peu après l'ouverture de l'abcès, des symptômes de septicémie chronique se manifestaient : c'étaient un écoulement fétide, de la fièvre hectique, une suppuration intarissable et la mort. Souvent le malade était emporté plus vite encore par une forme de septicémie aiguë : érysipèle, pyohémie, gangrène foudroyante.

OBSERVATION XIV

(Boyer, Traité des maladies chirurgicales T. III. p. 475.)

OSTÉITE TUBERCULEUSE DE LA PARTIE POSTÉRIEURE ET SUPÉRIEURE
DE L'ILIUM. VASTES COLLECTIONS PURULENTES. PONCTIONS
ÉTROITES. MORT.

Une femme âgée de 30 ans, ayant toujours joui d'une
bonne santé, se plaignit pendant longtemps d'une douleur
sourde et profonde à la partie postérieure de l'os des iles du
côté gauche, sans aucune altération sensible dans la forme
naturelle de la partie souffrante.

Dans la suite cependant, la fesse se tuméfia sans rougeur et
sans altération de la peau. La malade put continuer son état
sans être fort gênée par cette tumeur. Une chute qu'elle fit
et dans laquelle elle porta principalement sur cette dernière
en produisit l'affaissement; mais il en survint une nouvelle
à la partie postérieure et supérieure de la cuisse, qui s'étendit
successivement jusqu'auprès du jarret. Fluctuation étendue
manifeste. Malgré le peu d'intensité de la douleur du début,
Boyer porta un pronostic fâcheux.

Boyer pratiqua trois ponctions successives, avec la lame
d'un bistouri étroit, à la partie la plus déclive de la tumeur
de la cuisse et eut soin chaque fois de réunir immédiatement
l'ouverture. Celle de la troisième ponction reste ouverte, et
la matière purulente grumeleuse qui s'était échappée en très
grande quantité lors de chaque ponction, finit par s'écouler
habituellement par cette dernière ouverture, qui devint fistuleuse. Alors la matière devint fétide, la fièvre survint, et la
malade voyant son état empirer, voulut s'en retourner chez
elle et mourut deux mois après.

A l'autopsie, on trouva une carie très-étendue de la partie
postérieure et supérieure de l'os ilion.

OBSERVATION XV

(Boyer. Ouvrage cité.)

Un homme de 50 ans, tailleur d'habits, portait à la partie postérieure droite du bassin au-dessous de la tubérosité iliaque postérieure, une tumeur aplatie, circonscrite, indolente. Le malade était sujet depuis son adolescence à des douleurs rhumatismales erratiques. Une douleur fixe, mais peu intense, avait précédé le développement de la tumeur dont il s'agit.

Au bout de deux mois, la tumeur était considérablement augmentée de volume, ramollie, fluctuante.

Le malade était entré à l'hôpital de la Charité, Boyer ouvrit l'abcès par l'application de la pierre à cautère et l'incision de l'eschare. Il s'écoula une grande quantité de matière sanieuse, inodore, et pendant un mois l'écoulement purulent continua avec une certaine abondance. Ensuite la sanie devint plus copieuse et fétide, les fonctions s'altérèrent, la fièvre lente et le dévoiement survinrent, les extrémités inférieures s'infiltrèrent, et le malade mourut dans le marasme, environ trois mois après son entrée à l'hôpital.

A l'autopsie, on trouva un trajet fistuleux qui s'étendait depuis l'ouverture extérieure jusqu'à l'épine postérieure de l'os des iles, en passant devant le muscle grand fessier. L'os était profondément carié et abreuvé d'une sanie semblable à celle qui s'écoulait au dehors.

Aussi l'ouverture de ces abcès qui présentent fréquemment la forme d'abcès froids, était formellement condamnée par nombre de chirurgiens. Desprès [1]

---

(1) Chirurgie journalière. 1877.

dit en parlant des ostéites du bassin : « l'ouverture d'un abcès par congestion est la première étape vers la mort. Cette proposition ne souffre pas d'exception pour les abcès par congestion, suite de maux de Pott, avec carie des vertèbres. Pour les abcès par congestion, suite de la carie de l'os iliaque, la proposition est souvent vraie. »

Desprès conseille l'abstention, le repos et le traitement général : il cite les deux observations suivantes :

OBSERVATION XVI

(Desprès. La chirurgie journalière. 1877)

OSTÉO-PÉRIOSTITE ILIAQUE. ABCÈS PAR CONGESTION.
RÉSORPTION.

Le nommé S... (Ambroise-Charles), ébéniste, âgé de 26 ans, entre à l'hôpital Cochin le 28 septembre 1874, avec une ostéo-périostite iliaque, ayant débuté il y a quatre mois. Il existe dans la fosse iliaque gauche un empâtement et une douleur vive ; le malade a maigri et mange peu à cause de la privation de sommeil. Des pointes de feu ont été placées sur les points les plus douloureux. Il se forma, sous nos yeux, un abcès par congestion, sur le trajet du psoas, qui fit saillie à la racine de la cuisse.

Le 1er novembre, le malade est pris d'un rhumatisme articulaire aigu généralisé qui dura sept semaines. Une articulation reste douloureuse : la hanche, du côté de l'os iliaque est malade. Le malade resta au lit continuellement, et comme il ne pouvait avoir de gouttière Bonnet à sa taille, il était soutenu par un coussin à air, et des coussins maintenaient sa cuisse. Cependant, malgré les soins, la hanche s'ankylosa en rotation en dehors. Le séjour au lit et l'amaigrissement nous firent craindre un moment une tuberculisation pulmonaire. L'abcès cependant restait stationnaire.

Cependant au mois de juillet 1875, le malade reprit des forces, commença à marcher avec des béquilles, et nous vimes son abcès diminuer insensiblement. Au mois d'octobre 1875, il était moitié de ce qu'il avait été.

Le 6 juin 1876, le malade ne marchait plus qu'avec une canne ; l'abcès, quoiqu'encore perceptible, ne faisait plus aucune saillie. Le malade sortit de l'hôpital, il avait repris son teint et ses forces, et aujourd'hui, six mois après sa sortie de l'hôpital, un léger empâtement seul marque la place d'un abcès qui avait eu le volume d'une tête d'enfant nouveau-né.

OBSERVATION XVII

(Desprès. Ouvrage cité)

OSTÉOPÉRIOSTITE DU SACRUM, DE L'OS ILIAQUE ET DE LA DERNIÈRE LOMBAIRE.

Femme de 33 ans. Volumineux abcès par congestion dans la gaîne du psoas à la racine de la cuisse. La malade avait sa tumeur depuis huit mois, quand elle entra à l'hôpital. Après vingt mois de repos et de traitement général, la tumeur avait diminué de moitié.

Ces deux observations sont favorables à l'abstention chirurgicale. Mais la première, la plus importante est unique ; la seconde moins concluante. « Il y a, dit Desprès, un critérium infaillible pour indiquer l'abstention. Tout abcès par congestion qui reste stationnaire et n'augmente pas au delà de certaines limites et que recouvre une peau saine ne doit pas être ouvert. A plus forte raison, si l'abcès diminue, il faut absolument se garder d'y toucher, l'abcès se transforme en un kyste susceptible de s'atrophier. » On pourrait aider cette résorption par des ponctions capillaires. Mais nous ne connaissons pas chez l'adulte de succès dû à cette méthode.

On sait que ces derniers temps ces préceptes ont été abandonnés ; que l'excision des abcès froids ne présente plus la même gravité, qu'il y a quelques années à peine : on intervient dans le mal de Pott ; plus justement dans les ostéites du bassin.

On a d'ailleurs presque toujours la main forcée ; le pus tend à trouver une issue au dehors, et c'est le plus souvent avec des fistules que les malades se présentent. La seule indication est alors le drainage le plus complet, associé à la plus rigoureuse antisepsie.

C'est croyons-nous à l'ouverture et à la désinfection de nouveaux foyers purulents qu'il faut attribuer l'amélioration immédiate et la défervescence que cause chaque intervention dans les ostéites profondes du bassin, qu'il s'agisse d'un drainage, d'une trépanation ou d'une résection. Nos observations qui concernent ces modes de traitement, prouveront assez ce que nous avançons ici.

Nous citerons à ce sujet l'observation suivante empruntée à l'illustre auteur *De la suppuration et du drainage chirurgical.*

OBSERVATION XVIII

(Chassaignac. De la suppuration et du drainage chirurgical, T. I, p. 598)

CARIE DES OS DU BASSIN. ALBUMINURIE.

GUÉRISON DE LA CARIE PAR LE DRAINAGE.

Nicolas (Émilie), 21 ans, domestique, entre à l'Hôpital Lariboisière, le 24 janvier 1857. Embonpoint, fraîcheur, apparences extérieures de la santé.

A diverses époques des abcès ostéopathiques se sont développés sur différents points de la surface du corps et notamment au niveau du bras gauche et de l'extrémité interne de la clavicule. Ces abcès ont donné naissance à des trajets fistuleux, qui, après avoir suppuré pendant deux ans environ, ont fini par se fermer. Il n'en fut pas de même de ceux que la jeune fille portait au niveau des parties postérieure et moyenne de l'os coxal, qui était fort douloureux.

1er février. — Après une exploration qui permet de reconnaître que l'os est carié, on pratique le drainage. Un premier tube introduit par le trajet fistuleux est placé dans le sens horizontal à quelques centimètres au-dessous de la crête iliaque, un second tube est établi dans le sens vertical et croise le premier à angle droit. A l'intérieur, régime fortifiant.

Au commencement de juin, amélioration. Tout faisait espérer une prompte guérison lorsque la malade fut prise d'accidents inflammatoires aigus accompagnés de fièvre et de phénomènes d'embarras gastrique. Puis survint une infiltration des membres inférieurs avec œdème des paupières et de toutes les parties riches en tissu cellulaire fin et lâche. Les urines traitées par l'acide nitrique donnent un abondant précipité d'albumine.

La malade passe en médecine pour y être traitée de sa néphrite albumineuse.

Trois mois après, la malade rentre dans nos salles non guérie de son albuminurie, qui était passée à l'état chronique.

Cependant les fistules étaient presque cicatrisées ; le travail réparateur dont les os étaient le siège laissait peu de chose à désirer.

Le 31 décembre, les reins continuaient de sécréter de l'albumine, mais l'affection ostéopathique était complètement guérie.

Il est un abcès intra-pelvien sur lequel nous voulons insister. Dans les suppurations du voisinage de la symphyse sacro-iliaque, le pus fuse le long de la face antérieure du sacrum, et sur ses bords jusque dans le petit bassin : l'abcès devient alors accessible au toucher rectal. M. Ollier donne issue au pus par *une incision spéciale*, correspondant au point déclive de l'abcès. Cette incision est parallèle au bord du sacrum et sectionne les insertions du ligament sacro-sciatique. Ces insertions opposent en effet, une résistance infranchissable à l'issue du pus sur les parois du petit bassin. (Obs. XXIV).

III

De la trépanation de l'os iliaque

La trépanation de l'os iliaque a été assez souvent pratiquée. De nombreux faits de trépanation pour fractures esquilleuses ou pour extraction de balles, sont cités dans la thèse de Weiss (1).

---

(1) *Étude sur la trépanation de l'os iliaque.* Thèse de Paris, 1880.

Manné (1) semble avoir conseillé le premier la
trépanation de l'os iliaque pour donner issue au pus
dans les ostéites du bassin. Mais c'est à Boucher que
revient l'honneur d'avoir le premier exécuté cette
opération.

OBSERVATION XIX

Cas de Boucher, chirurgien-major de l'École royale militaire
de La Flèche (Séance de l'Académie royale de chirurgie,
Paris, 1779.)

Vers la fin du mois d'août 1778, un homme de 50 ans
armé d'un vilbrequin et monté sur une échelle à la hauteur
de cinq pieds, tombe de cette échelle et s'implante dans la
hanche gauche le vilbrequin, qui pénétra de la longueur de
cinq pouces et fut retiré sur le champ. Il survint des accidents ; le chirurgien ordinaire fit appeler M. Boucher. L'ouverture était à un pouce de l'épine iliaque antéro-supérieure
et à égale distance des os des iles. La direction était oblique
d'avant en arrière. Les accidents annonçaient une suppuration entre le muscle iliaque et l'os des iles. M. Boucher,
instruit du succès avec lequel M. de la Martinière avait trépané le sternum, proposa à ses confrères l'application du
trépan sur l'os ilion ; elle a été faite et le succès a couronné
la sage conduite de M. Boucher. Un citoyen sauvé par une
opération qui n'a pas encore eu d'exemple méritait un ac-
cueil distingué et la justice que l'on rend publiquement à
l'opérateur.

_____

(1) *Traité élémentaire des maladies des os.* Toulon, 1789.

OBSERVATION XX

(Weiss, Thèse citée, p. 31.)

TRÉPANATION DE L'OS ILIAQUE. GUÉRISON AVEC PERSISTANCE D'UNE FISTULE.

Femme âgée de 22 ans, entrée dans le service de M. Verneuil, ayant depuis l'âge de 9 ans une fistule dans la fosse iliaque externe. L'état général était resté excellent. Mais la suppuration ayant augmenté ces derniers temps, la malade réclame les soins de M. Verneuil.

La fistule est située dans la fosse iliaque externe à cinq cent. de la crête iliaque et de l'épine iliaque antérieure et supérieure. Le stylet qu'on y introduit conduit au travers de l'os jusque dans la fosse iliaque interne. Dans la fosse iliaque interne empâtement très profond.

La marche est facile, mais devient douloureuse quand elle est prolongée.

Le 11 juillet, M. Verneuil applique une couronne de trépan au niveau de l'orifice de l'os, éburné à son pourtour. Dans la fosse iliaque interne on ne trouve pas de pus; mais des fongosités; on enlève celles qu'on peut atteindre.

Les suites de cette opération furent absolument heureuses. C'est à peine si cette malade eut un léger mouvement de fièvre et un peu de réaction locale; il y eut, il est vrai, une petite hémorrhagie qui fut facilement arrêtée.

Au mois d'août, la plaie opératoire s'était considérablement rétrécie, et au moment du départ de cette malade (23 août) elle n'avait plus que les dimensions de la fistule primitive.

L'écoulement avait notablement diminué et son état était assez satisfaisant, pour qu'elle ait été employée comme infirmière du service.

OBSERVATION XXI.

(Thèse de Weïss. p. 33.)

OSTÉITE DE L'ILIUM. TRÉPANATION. GUÉRISON.

Il s'agit d'une femme entrée dans le service de M. Verneuil en 1879. Cette femme, âgée de 50 ans, avait dans sa jeunesse été atteinte d'un abcès de la fosse iliaque gauche, dont l'origine ne saurait être douteuse un seul instant.

Après avoir éprouvé des douleurs violentes dans les reins pendant un mois, elle avait vu un abcès s'ouvrir à la partie postérieure de la fesse gauche, tandis qu'une autre collection purulente venait se faire jour au-dessus de l'arcade crurale.

L'orifice de cette dernière ne tarda pas à se fermer; mais l'ouverture avait persisté, et à l'âge de 38 ans, au moment où cette malade vint consulter M. Verneuil pour la première fois, le trajet fistuleux suppurait abondamment ; quand il se fermait, elle était prise de douleurs vives et son existence était rendue insupportable. Aussi M. Verneuil se décida t-il à intervenir, et à pratiquer une incision simple, qui permit une libre issue au pus. Mais chemin faisant, il s'aperçut que l'abcès contournait la crête iliaque et pénétrait assez profondément dans la fosse de même nom ; il était impossible d'ouvrir largement le foyer purulent sans réséquer une portion de l'os, ce qu'il fit séance tenante, en appliquant deux couronnes de trépan sur la crête iliaque. Il en résulta une sorte d'échancrure qui permit de remplir le but proposé. L'opération fut suivie d'une grande amélioration ; mais peu de temps après la malade fut prise d'une ostéomyélite de l'humérus, pour laquelle on dut pratiquer la désarticulation de l'épaule. La malade guérit de cette seconde opération ; quant à la fistule iliaque, elle persista encore pendant de longues années, se fermant souvent puis se rouvrant de nouveau. Mais en somme, jamais les accidents n'ont présenté la même acuité qu'auparavant. Actuellement cette malade est entièrement guérie et la fistule ne s'est pas rouverte depuis fort longtemps.

OBSERVATION XXII

(Recueillie dans le service de M. Ollier).

OSTÉITE DE LA CRÈTE ILIAQUE. TRÉPANATION. GUÉRISON AVEC
FISTULE.

Jeanne Legrand, âgée de 23 ans, de Romans, reçue le 21
février 1883, dans le service de M. Ollier. La malade fait remonter le début de son affection à l'âge de 20 ans. A ce moment, douleurs très-vives dans l'aine gauche ; tuméfaction
envahissant toute la cuisse. Ouverture spontanée de deux
abcès sur les faces interne et externe de celle-ci. Après
quatre mois de suppuration, guérison de ces fistules, sans
que la malade ait cessé de marcher.

La malade eut alors un court répit de quelques mois, au
bout desquels elle ressentit des douleurs dans la région lombaire, au sacrum et au niveau des épines iliaques postérieures
droites. Le gonflement envahit cette région et un abcès y fut
ouvert en avril 1882. Il laissa une fistule persistante, qui conduit sur la crête iliaque dénudée. Pas de faiblesse dans les
jambes, pas de douleurs vives, pas de toux.

1er Mars 1883. — Anesthésie à l'éther. Incision sur la fistule,
passant au-dessus de la crête iliaque. Dénudation de l'os au
détache-tendon. On trouve l'os rougeâtre, ramolli en certains
points, éburné dans les parties les plus voisines d'un foyer
situé sur la face postérieure de la crête iliaque, foyer que l'on
évide à la gouge et d'où s'écoule une certaine quantité d'un
pus épais et jaunâtre. Alors pour faciliter l'écoulement du
pus, on pratique avec la couronne du trépan, une perforation
de l'os iliaque qui passe au-dessous du cartilage marginal
qui est respecté. On déterge le foyer et on met un drain qui
passe par la perforation. Iodoforme en sachet. Quelques
points de suture aux extrémités des incisions en T.

Pansement de Lister.

Suites très simples. Peu de fièvre. Les liquides s'écoulent très bien.

La malade part chez elle le 10 avril.

La malade fait un court séjour à l'Hôtel-Dieu à la fin de mai. Elle a toujours une fistule ; mais ne souffre d'aucune douleur. La marche, impossible avant l'opération, est actuellement très facile et ne cause aucune fatigue.

Cette observation est très intéressante à divers points de vue : la trépanation a été, dans ce cas, pratiquée au niveau de l'épine iliaque postérieure ; et nous avons signalé à ce niveau une épiphyse tardive, non encore soudée à l'âge de la malade. C'est un des lieux d'élection de la trépanation de l'os iliaque, à cause de la fréquence des lésions, le plus souvent tuberculeuses, en ce point ; et à cause de l'impossibilité de l'écoulement des suppurations nées au voisinage de la symphyse sacro-iliaque, à la partie postérieure de la fosse iliaque interne. Par cette opération, M. Ollier a donné écoulement au pus et réséqué des portions osseuses cariées. La trépanation a été pratiquée à la gouge et au trépan, à cause de l'inégale dureté de l'os, atteint en des points voisins d'ostéite raréfiante et d'ostéite condensante.

Enfin ce cas doit être compté parmi les cas de guérison. Il y a, il est vrai, persistance d'une fistule ; mais sa sécrétion est peu abondante ; la malade peut vaquer à ses occupations habituelles ; elle n'éprouve aucune douleur, aucune gène dans la marche.

OBSERVATION XXIII

(Recueillie dans le service de M. Ollier.

OSTÉITE TUBERCULEUSE DE L'ILIUM DROIT. TRÉPANATION. AMÉLIORATION.

Marie Boyet, tisseuse, âgée de 39 ans, née à St-Vincent-de-Reins, entre dans le service de M. Ollier, le 26 octobre 1882. Bonne santé antérieure, excepté à l'âge de 18 ans ; où la malade a été chloro-anémique. Mariée à 22 ans ; est mère de deux enfants dont l'aîné est lymphatique et scrofuleux. A 29 ans, fièvre typhoïde bénigne.

L'affection actuelle remonte à dix mois environ. Elle débuta par de violentes coliques, se manifestant par accès de plusieurs heures de durée, ayant pour siège principal la partie droite de l'abdomen et s'irradiant vers la région lombaire. A ce moment la malade s'aperçut d'une tumeur du volume d'un poing dans le flanc droit. La tumeur disparut au moment des règles.

Il y a 5 mois, les mêmes phénomènes se manifestèrent de nouveau, à la suite d'une chute sur le siège. Les douleurs furent surtout ressenties dans les reins. Survint une tuméfaction englobant tout l'ilium droit. Deux fistules, l'une vers l'épine iliaque antéro-postérieure, l'autre vers le milieu de la crête, s'ouvrirent spontanément, donnant issue à du pus sanguinolent.

A l'entrée de la malade, on trouve toute la région de la crête iliaque empâtée, douloureuse. La tuméfaction descend jusqu'à l'arcade crurale et remonte jusqu'à la douzième côte ; elle comprend en arrière la région de la symphyse sacro-iliaque.

La région lombaire est aussi le siège de douleurs spontanées, plus intenses à droite. Les mouvements du tronc sont douloureux. On ne trouve cependant pas de point osseux particulièrement sensible à la pression ; et le stylet ne rencontre que des fongosités, sans point osseux dénudé.

23 novembre 1882. — Anesthésie. Incision en T à branches obliques, dont l'une suit le contour de la crête iliaque et l'autre la direction des fibres du fessier. On met à nu l'os iliaque, et après avoir recherché la direction des fistules, on voit qu'un trajet contourne la crête iliaque, et passe par-dessus pour gagner la fosse iliaque interne. On détache le périoste et on trépane l'os iliaque à peu près à deux centimètres de la crête. On tombe sur un foyer de fongosités purulentes, compris dans l'épaisseur du muscule iliaque. On en enlève une grande partie. Puis avec la gouge on fait sauter la portion de la crête située au-dessus de la trépanation.

Drainage. Pansement à l'iodoforme.

24. — Température élevée. Fièvre. Etat général assez mauvais.

25. — Les douleurs de reins sont très vives, Température toujours élevée.

27. — L'état général s'améliore. Les douleurs persistent.

5 Décembre. — Diminution considérable de la tuméfaction intra-pelvienne. Température normale. La malade a commencé à se lever.

Départ au mois de juin, la malade a été très améliorée, elle part marchant sans fatigue, ce qui lui était impossible. Etat général bon ; mais persistance d'une fistule à sécrétion peu abondante.

Dans cette observation, nous voyons signalées des lésions très graves, avant toute intervention. La tuméfaction descend jusqu'à l'arcade crurale et remonte jusqu'à la douzième côte ; elle comprend en arrière la région de la symphyse sacro-iliaque. Les trajets ne conduisent sur aucun point osseux dénudé.

On intervient cependant, et on voit alors les fistules contourner la crête iliaque pour gagner la fosse iliaque interne. La trépanation remplace cette voie d'écoulement détournée par un drainage direct. Puis on fait avec la gouge sauter la crête iliaque, de façon à constituer à ce niveau une vaste échancrure, qui donne libre accès dans le bassin.

Ici nous n'avons pas une guérison, mais une grande amélioration. La malade part, marchant sans fatigue, ce qui lui était impossible à son entrée.

OBSERVATION XXIV

(Recueillie dans le service de M. Ollier)

OSTÉITE TUBERCULEUSE DE L'ILIUM. TRÉPANATION. DRAINAGE; ORIFICE DE DÉGAGEMENT DANS LE GRAND LIGAMENT SACRO-SCIATIQUE.

Gabriel Croze, cultivateur, âgé de 23 ans, né à Saint-Régis-du-Coin (Loire), est reçu dans la salle Saint-Sacerdos, n° 14, le 9 décembre 1881.

A été berger dans son enfance et s'est souvent couché dans des endroits humides. A l'âge de 18 ans, affection thoracique aiguë qui dura un mois.

L'affection actuelle, qui date d'un an, a débuté par de la faiblesse et des douleurs dans le membre inférieur droit. Celles-ci devinrent très vives et le malade fut traité pour une sciatique.

A un premier séjour à l'Hôtel-Dieu, un abcès se forma dans la région sacro-lombaire et s'ouvrit à la partie supérieure de la fesse droite à deux centimètres de la rainure interfessière. Le malade fut très soulagé, put marcher facilement et partit dispos, mais avec une fistule.

Les douleurs reviennent quinze jours après et ramènent le malade à l'Hôtel-Dieu. Le malade fait alors des séjours successifs à l'Hôtel-Dieu et à Longchêne.

En mai 1882, son état s'aggrave ; la suppuration se diffuse au milieu des muscles fessiers et envahit la racine du membre.

Au mois de septembre, M. Vincent endort le malade et sans toucher au squelette, se contente de drainer largement les foyers purulents. La crête iliaque est dénudée.

L'état général s'améliore à la suite de cette opération : la suppuration très abondante nécessite des pansements fréquents (Lister). Mais les trajets fistuleux n'ont aucune tendance à s'oblitérer. Cet état dure jusqu'en janvier 1883.

18 janvier 1883. — Le malade endormi, M. Ollier agrandit largement la fistule postérieure et dénude la partie postérieure de la marge de l'os iliaque, entre les épines iliaques postérieures, point sur lequel conduisait le stylet. Puis avec la gouge et le couteau-gouge il trépane largement l'os ramolli et enflammé. On trouve profondément un foyer de fongosités qu'on enlève avec soin. Par le toucher rectal on arrive à faire sourdre par cet orifice du pus verdâtre, bien lié. Drainage. Pansement à l'iodoforme.

Les suites ont été fort bénignes. Cette intervention est suivie d'une amélioration.

Cependant en juin 1883, la suppuration est toujours très abondante. L'état général s'est aggravé : le malade a maigri ; il mange peu ; fièvre continuelle avec redoublement le soir.

Le 18 juin. — Le malade est endormi. En explorant la fistule qui conduit au point antérieurement trépané, on pénètre dans le bassin. Par le toucher rectal, on fait sortir par cette fistule un flot de pus et des fongosités. On fait à l'os iliaque une plus large brèche entre les deux épines iliaques postérieures.

En poussant l'exploration plus profondément, on peut se convaincre qu'il existe, entre la face antérieure du sacrum et le rectum, un vaste foyer débordant, aussi bien à gauche qu'à droite, les bords du sacrum. A gauche, ce foyer vient faire saillie le long du bord interne de l'échancrure sciatique, au-dessus du ligament sacro-sciatique. Par une longue incision, parallèle au bord du sacrum, sectionnant les insertions du fessier et le grand ligament sacro-sciatique, on ouvre une voie d'écoulement au pus de l'abcès pelvien.

En explorant le crête iliaque en avant de l'épine supérieure on trouve un foyer filant dans le bassin, avec le davier et le couteau-gouge on fait à ce niveau une échancrure à la crête iliaque.

On a dû faire une quinzaine de ligatures. Néanmoins le malade a peu perdu de sang. Pansement à l'iodoforme; quelques points de suture.

Les suites de l'opération furent simples. Une défervescence appréciable est indiquée par le tracé de la température qui de 39° qu'elle atteignait le soir, descend progressivement les jours suivants à 38° le soir, et oscille le matin entre 37. et 38°.

20 Juillet. — Le malade se dit très soulagé par sa dernière opération : ses mouvements dans le lit sont plus faciles, moins douloureux ; son appétit est bon.

Le malade ne tousse pas ; n'a jamais eu d'hémoptysie. La percussion de ses sommets relève de la submatité sous la clavicule gauche ; mais on ne trouve ni souffle, ni craquements.

La lésion est, comme dans les cas précédents, située au niveau des épines iliaques postérieures ; elle est constituée par une infiltration tuberculeuse de cette portion de l'ilium. Après l'ouverture spontanée d'un premier abcès, M. Vincent fait un drainage de la région malade : amélioration à la suite de cette opération. Mais la lésion osseuse persistant, M. Ollier est amené à trépaner l'os coxal, toujours au même niveau, entre les épines iliaques postérieures. Il enlève l'os carié et les fongosités adjacentes : nouvelle amélioration et défervescence.

La température remonte et un abcès est découvert
par le toucher rectal entre le sacrum et le rectum. A
gauche ce foyer vient faire saillie sur le bord interne
de la grande échancrure sciatique. M. Ollier fait
alors une incision longue, profonde, parallèle au bord
du sacrum, sectionnant les fibres du muscle grand
fessier et les insertions du grand ligament sacro-sciatique. Depuis, le malade est amélioré et sa température a baissé les jours suivants.

Ces améliorations successives à la suite de chaque
opération sont pour nous un critérium des plus sérieux
en faveur de l'intervention, dans les cas les plus
graves. Quelle sera l'issue de cette lutte? On ne saurait compter sur la guérison. Cependant le malade a
conservé de l'appétit, il est mieux depuis la dernière
opération ; ses poumons ne présentent pas de lésions
manifestes de tuberculose.

OBSERVATION XXV

(Due à l'obligeance de M. le Docteur Auboyer, de Roanne)

OSTÉITE JUXTA-ÉPIPHYSAIRE DE LA CRÈTE ILIAQUE. TRÉPANATION.
DRAINAGE. GUÉRISON.

Il s'agit d'un jeune garçon, C... de Roanne, opéré par
M. Ollier. Il y a trois ans et demi environ, le jeune malade,
qui avait 12 ans, tomba en faisant du gymnase. On ne fit pas
attention à cette chute qui cependant causa une vive douleur
à l'enfant sur le moment. Le malade rentra au collège, et
ce n'est que six mois après sa chute, qu'il commença à
éprouver une douleur dans le genou de temps en temps. De
temps à autre également, le malade trainait la jambe en marchant, surtout lorsqu'il était fatigué. Le médecin appelé,

explora le genou, puis la hanche et ne trouva rien, l'enfant ne se plaignait du reste pas de la hanche. Quelque temps après, un beau jour, le malade prit une attitude spéciale en marchant : il se renversait en arrière et sur le côté malade, le ventre en avant. Pendant ce temps la douleur du genou, devenait plus fréquente. L'état général se maintenait assez bon, malgré de la pâleur des tégument ; pas d'amaigrissement.

Enfin les parents inquiets se décidèrent à consulter M. Ollier, environ un an après le début des accidents. M. Ollier découvrit un point douloureux sur l'os iliaque gauche, près de l'articulation sacro-iliaque. Le jeune C... continua à rester au collège, tout en suivant un traitement général. Pendant ce temps, la douleur avait cessé de se localiser au genou ; et l'enfant éprouvait des douleurs mal définies dans le bassin, la hanche et la jambe gauche.

Opération. Au milieu de mars 1882, M. Ollier endormit l'enfant, et constata la présence d'une certaine quantité de pus dans le bassin. Puis avec la gouge il fit vers le tiers postérieur de la crête iliaque, dans la zone juxta-épiphysaire, une large ouverture permettant au doigt de pénétrer dans le bassin. On mit deux drains et l'on fit le pansement de Lister.

Fièvre intense, 40° pendant deux ou trois jours ; puis ces symptômes s'amendent et l'enfant va de mieux en mieux.

Une fistule persiste pendant dix mois environ. Pendant ce temps, on fait le pansement de Lister ; l'écoulement du pus est facilité par un drain. A l'intérieur, ferrugineux, huile de foie de morue créosotée, phosphate de chaux; bains sulfureux. L'enfant passe l'été dans les montagnes.

A la fin de janvier 1883, la plaie était complètement cicatrisée ; la douleur était nulle, même à la pression, au niveau de l'os iliaque, l'état général était des meilleurs. Le malade se plaignait seulement de temps en temps d'une douleur de la durée d'un éclair, dans la jambe gauche. Cette douleur survenait de certaines positions, notamment dans la position assise.

Depuis lors (juin 1883), tout a disparu. Le jeune C. a repris sa vie habituelle ; il fait chaque jour des promenades en voiture et à pied et ne ressent aucune douleur. Il ne boîte nullement et ne paraît pas avoir jamais eu quoi que ce soit du côté du bassin.

C'est une guérison complète que nous constatons chez cet opéré de M. Ollier. Sa lésion était une ostéite tuberculeuse juxta-épiphysaire de la crête iliaque. Mais le diagnostic était plus obscur qu'il ne l'est ordinairement : aucune tuméfaction, aucun abcès ne s'était formé au dehors du bassin, et le jeune malade n'accusait que des douleurs mal définies dans le bassin et la cuisse. Par un examen attentif, M. Ollier découvrit un point douloureux très limité sur la crête iliaque, et à son niveau et profondément dans le bassin une collection purulente. Sur ces données, il fait une trépanation de l'os iliaque.

La guérison absolue s'est maintenue depuis plusieurs mois.

OBSERVATION XXVI

(Paul Coudray. Journal des connaissances médicales 1882.)

OSTÉOMYÉLITE DE L'OS ILIAQUE

Fille de 29 ans entre le 15 février dans le service de M. Trélat. Elle se plaignait d'une douleur assez forte dans la fesse gauche.

Un an auparavant, et six jours après un accouchement normal, fièvre et le lendemain douleur vive à la partie supérieure de la cuisse gauche, puis dans la hanche, puis dans tout le membre inférieur gauche.

Abcès fessier volumineux, ouvert et drainé, semblant provenir de l'articulation sacro-iliaque ou des os voisins. Soulagement immédiat et chute de la température. Mais la fièvre reparait irrégulièrement pendant le mois suivant.

Par le trajet fistuleux, on arrive sur l'os iliaque dénudé au niveau de la grande échancrure sciatique et sur ses deux faces. La pression sur la partie inférieure de la fosse iliaque fait sourdre une quantité de pus assez notable par la plaie fistuleuse.

« Ces symptômes, douleur vraie, fièvre notable, formation rapide d'un abcès phlegmoneux, ouverture de l'abcès, continuité des accidents après amélioration momentanée, parce que l'intervention n'a pas été assez radicale, tous ces faits ne peuvent être expliqués que par une ostéomyélite de l'os iliaque, et ce diagnostic est vérifié par la dénudation osseuse constatée par notre exploration. »

« Que faire ? les accidents pressent, la suppuration est continue, assez abondante, la malade est extrêmement affaiblie. Il faut arriver sur l'os coxal, réséquer en totalité ou tout au moins le plus possible des parties osseuses malades. » Trélat.

La trépanation a été pratiquée le 2 mai avec la plus grande simplicité. Plusieurs fragments osseux ont été enlevés.

Un de ces fragments présente une longueur de deux centimètres et demi : deux autres un peu moins volumineux : une dizaine de petites aiguilles osseuses, enfin quelques bouts de membranes d'aspect fongueux.

Tous ces fragments ayant été lavés à grande eau, on constate une coloration rouge générale du tissu ; en certains points on note un aspect grisâtre.

La lésion la plus grossière consiste en une raréfaction du tissu dont les alvéoles sont si larges par places qu'elles forment de véritables cavités.

Sur le fragment le plus volumineux se trouve une membrane molle, jaune grisâtre, très adhérente à l'os.

Sur l'un des fragments plus petits, on voit très-nettement l'os gris noirâtre, et à côté le tissu compact, rugueux, présentant un peu d'hypérostose.

Nous tirons de ces observations les conclusions
suivantes :

La trépanation correspond à des indications multiples : Elle facilite l'écoulement des collections purulentes de la fosse iliaque interne ; elle donne accès
sur des foyers fongueux ; elle facilite l'ablation de
portions osseuses cariées ou nécrosées.

Dans les abcès sous-périostiques, la trépanation
en facilitant l'écoulement du pus, arrête le décollement si grave du périoste ; et dans les collections in-
tra-musculaires elle empêche les ravages de sa pro-
gression infectieuse. Suivant la remarque de Weiss,
il faut faire une distinction entre les abcès de la
gaîne du psoas, qui ont de la tendance à gagner le pli
de l'aine, et ceux de la gaîne du muscle iliaque qui
restent longtemps confinés dans la fosse iliaque.
« On peut, dit Weiss, trouver la raison de cette dif-
férence dans la disposition des aponévroses de ces
deux muscles, et spécialement de celle du muscle
iliaque, qui, au niveau de sa partie inférieure, présente une certaine adhérence aux fibres musculaires
elles-mêmes. »

Plusieurs fois la voie à suivre a été indiquée au
chirurgien par une fistule que le pus s'était creusée
à travers l'os iliaque, par une sorte de trépanation
spontanée (Chassaignac). Il suffit alors d'élargir le
trajet intra-osseux. Le plus souvent ce point de
repère manque ; et l'on a pour se guider la direction
des fistules, le siège de l'empâtement dans la fosse
iliaque, la connaissance des foyers osseux les plus
fréquents. La trépanation s'est presque toujours

faite au dessous et à peu de distance de la crête
iliaque. On a fait alors de vraies trépanations, ou
bien après avoir trépané et trouvé le foyer malade,
on a fait sauter le tissu osseux situé entre la perforation et la crête iliaque : d'où une large échancrure de
celle-ci. Cette ligne de conduite est surtout à suivre
quand la crête iliaque est elle-même dénudée. Pour
cette opération, la gouge ou le couteau-gouge suffisent souvent, le tissu osseux étant ramolli, carié.
Mais si l'os est éburné, c'est du trépan qu'il faut se
servir.

Un point où la trépanation est spécialement conseillée par M. Ollier et Kœnig, c'est l'extrémité de la
crête iliaque entre les deux épines iliaques postérieures.

La trépanation est d'ailleurs une opération peu
grave par elle-même, sans complication possible ;
toujours ses suites ont été simples ; toujours signalées par une amélioration. Dans le cas de Boucher,
la guérison a été complète ; de même dans un des cas
de Verneuil. Dans la seconde trépanation de ce chirurgien, l'amélioration a été marquée. Nous avons
vu chez un malade de M. Ollier une guérison absolue ; chez un autre, une guérison avec persistance
d'une fistule ; chez les autres opérés, une amélioration marquée.

IV

Extractions de séquestres

La nécrose peut porter sur la plus grande partie de l'une des trois pièces de l'os coxal et cela plus spécialement chez l'enfant, alors que chacune d'elles est indépendante et entourée de cartilage. L'inflammation s'étend aisément à son pourtour et la pièce osseuse est frappée de mort. C'est ainsi que dans les deux observations suivantes, nous voyons un séquestre formé de l'ischion presque entier : les malades avaient 6 ans et 7 ans. Le séquestre fut enlevé aisément et la guérison absolue. Dans son observation, Giraldès fait remarquer que l'ischion, n'étant pas réuni au pubis par la soudure osseuse de sa branche montante, forme un séquestre mobile, flottant, de trois centimètres de longueur.

William Rose, à qui est dû le second cas, considère le séquestre enlevé comme formé de la tubérosité de l'ischion entière ; celle-ci était déjà remplacée par une masse osseuse de nouvelle formation.

OBSERVATION XXVII

(Giraldès. Maladies chirurgicales des enfants, 1869. p. 780)

PÉRIOSTITE PHLEGMONEUSE DE L'ISCHION. ABLATION D'UN SÉQUESTRE. GUÉRISON.

Foulon, Aug. âgé de 6 ans, entre le 6 février.

A ce moment il avait au périnée une tumeur du volume d'un œuf de pigeon, molle, fluctuante, recouverte par la peau qui était rouge et chaude. Il s'agissait là d'un abcès enkysté de la région moyenne du périnée. Une incision, pratiquée quelques jours après l'admission ayant permis de vider la poche, nous pûmes constater par l'introduction du doigt dans la plaie, que la branche montante de l'ischion était dénudée.

En raison de l'apparition rapide de l'abcès, nous pensâmes que la dénudation de l'os, la nécrose, était due à une périostite phlegmoneuse circonscrite.

Après l'ouverture de l'abcès, la plaie, loin de diminuer, s'agrandit et prend une physionomie médiocrement satisfaisante. Cela tient à la présence d'un os nécrosé et à une influence spéciale del'âge. Chez cet enfant l'ischion et le pubis n'étant pas tout à fait ossifiés, il en résulte que la portion nécrosée mobile, flottante, irrite la plaie à la manière d'un corps étranger. De là, cette suppuration continue.

Extraction du séquestre.

Les fragments formaient ensemble une masse de 3 cent. de longueur environ. Pendant quelque temps on a fait des injections iodées, puis on a badigeonné la plaie avec une solution de nitrate d'argent.

Au bout d'un mois on ne sentait plus l'ischion; toutefois la cicatrisation des portions molles se faisait, quoiqu'avec lenteur.

OBSERVATION XXVIII

(William Rose. The british medical Journal. 1881. p. 743.)

NÉCROSE DE LA TUBÉROSITÉ DE L'ISCHION. ABLATION D'UN SÉQUESTRE. GUÉRISON.

C. J. âgée de 7 ans, fut reçue le 29 mars 1881, dans le service de M. William Rose. La mère donna les renseignements suivants : Deux ans auparavant, se trouvant assise depuis un moment dans des vêtements humides, elle fut prise dans la cuisse gauche de douleurs vives qui l'obligèrent à s'aliter,

Elle fut traitée pour un rhumatisme. Quelque temps après, un abcès se forma et s'ouvrit à la partie postérieure de la cuisse gauche et laissa une fistule permanente. L'enfant se trouva grandement soulagée, et put dès lors marcher et courir en boitant et en souffrant très légèrement. Quand on l'examina, elle présentait trois fistules à la partie postérieure de la cuisse, au niveau du pli fessier. Le stylet fit constater la présence d'un os nécrosé au voisinage de la tubérosité de l'ischion.

6 avril. — M. Rose, la malade étant anesthésiée, dilata un des orifices fistuleux et retira avec des pinces un séquestre, qui parut formé de la tubérosité de l'ischion entière. La plaie examinée avec le doigt ne renfermait plus de débris osseux ; elle était tapissée de bourgeons charnus ; et l'on sentait au niveau de la tubérosité de l'ischion, une reproduction osseuse qui semblait avoir complètement remplacé l'os nécrosé. Dans ce cas le séquestre avait été détaché de l'os et poussé au dehors par la reproduction qui se faisait au-dessous. La plaie et les fistules se cicatrisèrent en moins de quinze jours. Guérison persistante.

Le plus souvent on a à extraire des séquestres d'un moindre volume. C'est au niveau de la zone juxta-épiphysaire qu'il faut les rechercher, soit qu'ils soient formés aux dépens du corps de l'os ou seulement constitués par des épiphyses.

Sur l'ilium, ils siègent le long de la crête iliaque et au niveau des épines iliaques, qui ont chacune une épiphyse à développement tardif. Ces séquestres ne sont pas rares, faciles à extraire : aussi peu d'observations sont-elles publiées à leur sujet, bien qu'ils soient partout signalés.

Au pubis, les séquestres appartiennent au corps de l'os, ou à sa branche descendante.

A l'ischion, c'est à l'extrémité inférieure de la tubérosité qu'il faut les rechercher. Nous n'avons pas
rencontré de fait d'ostéite au niveau de l'épine sciatique.

OBSERVATION XXIX

Recueillie dans le service de M. D. Mollière.

OSTÉITE DE LA BRANCHE DESCENDANTE DU PUBIS. EXTRACTION D'UN
SÉQUESTRE. GUÉRISON.

Pierre-Marie Champagnon, âgé de 24 ans, cultivateur à
Mornant, reçu à l'Hotel-Dieu de Lyon, le 19 novembre 1882,
entre pour un kyste synovial du poignet.

Il présente en outre une fistule dans le sillon génito-crural
droit, à peu près à égale distance entre le pubis et l'ischion.
Cette fistule date de 1870, et succéda à un abcès développé à
cette époque sans cause appréciable. Le malade n'avait pas
reçu de coup, n'avait jamais eu d'affection uréthrale. Un stylet
introduit dans la fistule conduit sur la branche descendante
du pubis, où l'on sent un petit séquestre.

Le 4 décembre 1882 on enlève avec des pinces hémostati-
que ce petit séquestre qui a le volume d'un pois. Le 5 et le 6,
dilatation de la fistule avec la laminaria. Le doigt introduit
dans la fistule ne sent plus de point osseux nécrosé. Drain et
lint. Le malade part le 12 décembre.

Une lettre du mois de juin nous apprend que sa fistule
était complètement fermée quinze jours après sa sortie de
l'hôpital.

L'intérêt de cette observation est dans le résultat
immédiat de l'intervention : l'extraction d'un petit
séquestre amène en quelques jours la cicatrisation
d'une fistule datant de 13 ans.

Sur le sacrum, nous avons signalé comme siège fréquent d'ostéite juxta-épiphysaire la face postérieure de l'aileron en dedans de la facette auriculaire. Nous avons indiqué à notre anatomie pathologique une pièce où l'on voit un petit séquestre mobile dans une cavité située en ce point. L'observation suivante montre la même lésion sur le vivant. L'extraction du séquestre a été faite dernièrement, et la malade est en voie de guérison.

OBSERVATION XXX

(Recueillie dans le service de M. Ollier).

OSTÉITE DE L'AILE GAUCHE DU SACRUM, SUR SA FACE POSTÉRIEURE. EXTRACTION D'UN SÉQUESTRE. EN VOIE DE GUÉRISON.

Marguerite Fayard, âgée de 35 ans, religieuse; reçue à la salle St-Pierre, le 21 mai 1883. Pas d'antécédents héréditaires. En 1877, la malade prit des abcès ganglionnaires au cou, puis des abcès costaux, tous ouverts au bistouri et cicatrisés. Quelques mois plus tard se montrait à la région lombo-sacrée un abcès qui s'ouvrit spontanément et suppura longtemps.

C'est à cette époque que la malade fait remonter son affection. Elle fit en avril 1880 un premier séjour dans le service. On sentait à cette époque par la fistule une dénudation au niveau de l'épine iliaque supérieure, mais pas de séquestre mobile à extraire.

A sa rentrée, le 21 mai 1883, la malade très nerveuse se plaint de douleurs vagues qui siégeraient un peu partout, plus spécialement dans les membres inférieurs. Elle présente toujours une fistule à la partie supéro-interne de la fesse droite. La suppuration est peu abondante et il n'est pas sorti de séquestre.

Cependant l'état général est bon ; la malade ne s'est pas alitée

23 mai. — Exploration antiseptique au stylet : des trajets obliques conduisent dans la fesse, mais on n'arrive pas sur le point osseux dénudé.

24 mai. — Fièvre. On ne trouve cependant rien de particulier du côté de la région malade.

26 mai. — Anesthésie. — Incision en croix au niveau du trajet fistuleux situé à la partie postéro-supérieure de la région fessière un peu au-dessous et en dedans de l'épine iliaque antérieure et supérieure. L'exploration au stylet conduit profondément dans la fesse en bas et en dedans. Le doigt, introduit dans le rectum, perçoit difficilement et seulement très haut, de l'induration, de l'épaississement. En pressant avec le doigt on fait sourdre un peu de pus par le trajet extérieur.

On incise largement et on transforme en plaie ouverte deux trajets fistuleux, qui allaient dans la fesse, l'un presque transversalement en dehors, l'autre un peu plus bas. Ils sont tous deux tapissés d'une paroi d'aspect blanchâtre, fongueuse et viennent évidemment d'un point osseux malade. On trouve ce point sur la face postérieure de l'aileron du sacrum, à peu près au niveau de la partie intermédiaire aux deux épines iliaques postérieures. Avec le couteau gouge, on agrandit l'orifice osseux et en explorant la cavité sacrée à laquelle il donne accès, on constate la présence d'un séquestre gros comme une noisette, adhérent, mais non vivant. On l'extrait assez facilement avec une pince. On en enlève deux ou trois autres plus petits. On trouve enfin de petits séquestres erratiques dans les trajets intra-fessiers.

Drainage. Pansement Lister à l'idioforme.

Les suites de l'opération furent simples. Le tracé de la température indique une chute de un degré le lendemain de l'opération : la température vespérale tombe de 39°,6 à 38°,6 et descend encore de quelques dixièmes les jours suivants.

10 juillet. — Depuis longtemps la malade n'a plus de fièvre.

Les douleurs vives de la hanche ont cessé : la malade accuse seulement une sensation de froid dans le membre inférieur droit et des élancements passagers. Elle peut se lever sans aucune douleur.

L'examen de la poitrine ne révèle aucune lésion pulmonaire.

OBSERVATION XXXI

(Due à l'obligeance de M. Ollier).

Ostéite du sacrum. Fistules multiples ouvertes du côté de la peau et dans le rectum. État général excellent. Expectation,

M. M... âgé de 19 ans, fait une chute sur la glace, il y a tois ans. Trois mois auparavant chute sur le croupion en tombant de cheval. Douleur passagère à laquelle il ne songeait plus quand il fit la seconde chute. D'abord douleur vague à la racine de la cuisse; constipation. Il se forme un premier abcès, ouvert par M. Philipeaux.

Aujourd'hui ce malade présente plusieurs fistules en arrière du sacrum, d'autres au pourtour de l'anus. Un pus abondant s'en écoule. En pratiquant le toucher rectal on sent de petites saillies en cul de poule qui représentent des fistules ouvertes dans le rectum. Quand on fait des injections par les fistules postérieures cutanées, le liquide s'échappe par le rectum. Le sacrum est comme plongé dans un vaste abcès ouvert en arrière et dans le rectum. Le stylet pénètre à 5 centimètres par la fistule postérieure et arrive sur un os dénudé.

Cependant l'état général est parfait. Le malade marche, chasse ; n'est incommodé que par la suppuration.

Il se plaint quelquefois de douleurs le long du sciatique, il aurait eu au début des symptômes de myélite ascendante, étourdissements, faiblesse dans les membres.

Le séquestre n'étant pas mobile, ni bien limité du côté du canal sacré, et l'état général parfait, M. Ollier attend quelque nouvelle indication pour intervenir.

Cette observation est intéressante à plus d'un titre : c'est une ostéite nécrosique du sacrum et du coccyx avec fistules multiples rectales et cutanées; elle nous présente une des complications spéciales au sacrum, des symptômes médullaires d'ailleurs passagers; enfin elle renferme des indications spéciales : le séquestre n'est pas mobile, mal limité du côté du canal sacré, l'état général étant d'ailleurs parfait, il faut attendre pour intervenir.

Taille. Lithotritie

On verra sans doute, avec étonnement, figurer dans l'intervention des ostéites du bassin, la taille et la lithotritie. Nous avons cependant rencontré deux cas très curieux où ces opérations furent nécessitées par les suites d'ostéites du pubis : il s'agissait d'extraire des séquestres tombés dans la vessie.

Nous avons déjà signalé la fréquence des troubles urinaires dans les ostéites du pubis. Ce sont là sans doute le plus souvent des symptômes d'inflammation de voisinage. Mais comment s'expliquer la présence de séquestres dans la vessie? Nous croyons que les abcès et consécutivement les séquestres surtout s'ils viennent de la face postérieure du pubis, trouvent une issue plus facile du côté de la vessie que du côté de la peau, et qu'ils pénètrent dans cette cavité, comme des abcès et des séquestres du sacrum et du coccyx perforent le rectum pour être expulsés par l'anus. (Obs. de Joyeux (1) et de Gooch).

Le séquestre une fois dans la vessie est le point de départ d'un calcul, et son expulsion devient de plus en plus impossible, à moins d'une intervention chirurgicale, taille ou lithotritie.

OBSERVATION XXXII.

(Due à l'obligeance de M. Ollier)

OSTÉITE DU PUBIS. — FORMATION D'UN CALCUL AUTOUR D'UN SÉ-
QUESTRE TOMBÉ DANS LA VESSIE. — LITHOTRITIE. — GUÉRISON

Mlle G..., de Montélimar, âgée de 19 ans, vient en 1871, consulter M. Ollier pour une fistule sus-pubienne. Le stylet rencontrait un point osseux dénudé, non mobile, situé sur la face postérieure du pubis et présentant une étendue de 1 cent. environ. L'opération est ajournée à cause de douleurs prévésicales et de la non mobilité de la portion mortifiée de l'os.

La malade part pour Paris et n'est revue que cinq ans après.

Pendant ce temps elle avait été opérée par un chirurgien de Nimes, qui lui avait enlevé un séquestre. La fistule sus-pubienne s'était fermée.

La malade se maria alors et ne souffrit pas de quelque temps.

Mais peu après apparurent tous les symptômes d'une cystite : douleurs en urinant, mictions fréquentes, urine purulente. Ces symptômes furent calmés ; mais ils persistèrent un an environ.

---

(1) DELENS, de la sacro-coxalgie. Thèse d'agrégation, 1872.

En 1876, un médecin de Montélimar reconnut l'existence
d'un calcul et envoya la malade à Lyon. A ce moment la fistule sus-pubienne était cicatrisée.

Séance de lithotritie, morcelant un calcul de 4 centimètres
environ. Mais il renfermait un noyau dur qui fut difficilement tiré, par l'orifice uréthral dilaté.

Grande fut la surprise, quand au centre du calcul scié, on ·
trouva un fragment de tissu spongieux, long de 15 mm.,
large de 8.

La malade interrogée ne se souvint pas de l'issue de l'urine
par la fistule sus-pubienne. Le chirurgien de Nîmes, inter-
rogé sur son opération, assura que la vessie n'avait pas été
touchée.

Guérison absolue.

OBSERVATION XXXIII

Nécrose des os du bassin. Formation d'un calcul autour d'un
séquestre tombé dans la vessie. Guérison complète.

Le malade est un jeune cultivateur reçu à l'hôpital de
Christiania, en 1855. Son affection remonte à 9 ans ; elle
débuta comme une coxalgie : douleur de la hanche droite,
rendant tout mouvement impossible ; formation d'un abcès
au pli de l'aine. Celui-ci ouvert, les symptômes s'amendèrent
et le malade put marcher. Mais, il y a 8 ans, il s'aperçut que
des morceaux d'os sortaient par la fistule qui avait succédé à
l'abcès. Plus tard un autre abcès s'ouvrit dans le pli génito-
crural, et donna issue à du pus et à des séquestres très-
petits.

Il y a quatre ans, l'urine commença à devenir louche; mais
la miction n'était ni douloureuse, ni plus fréquente ; puis
l'urine renferma quelques débris osseux.

(1) Busch.Necrosis der Beckenknochen. Günsburg Zeitschrift.
Breslau 1857, p. 433.

Enfin il y a 2 ans, le malade s'aperçut qu'un corps dur s'était formé à la racine de la verge, et que la miction était devenue pénible. Peu après, un nouvel abcès se forma dans le flanc droit, et donna issue à du pus, puis à de l'urine.

A son entrée à l'hôpital on constate une luxation du fémur : la tête est probablement érodée et on ne la sent nulle part. Le membre inférieur raccourci est en adduction et en rotation en dedans. La marche est assez facile à l'aide d'un bâton.

Orifices fongueux situés dans le pli de l'aine et dans le flanc droits. Par ces fistules s'écoulent du pus et de l'urine : celle-ci sort même en jet de la fistule du flanc droit ; tandis qu'il s'en écoule à peine par le canal de l'urèthre, bouché à la racine de la verge par un corps dur et immobile. Une fistule conduit dans la symphyse pubienne ; l'autre au voisinage de l'épine iliaque antérieure et inférieure.

Le 13 janvier, on retire du canal de l'urèthre avec l'instrument de Leroy d'Etiolles un séquestre de la largeur de l'ongle, incrusté de sels calcaires. On peut alors pénétrer dans la vessie, où la sonde de Mercier fait reconnaître un volumineux calcul, occupant toute la vessie rétractée.

Le 5 mars, le malade est endormi au chloroforme, et le professeur Heiberg fait la taille périnéale et extrait un calcul de la grosseur d'un œuf de poule. Extractions de petits séquestres par la fistule du flanc droit.

14 jours après, l'urine sortait presque toute par le canal de l'urèthre. La plaie fut complètement cicatrisée à la fin de la troisième semaine. Un peu après, la fistule du flanc droit se ferma, et le malade partit complètement guéri.

OBSERVATION XXXIV

(Recueillie dans le service de M. Ollier.)

OSTÉITE DU PUBIS. — TROUBLES DU CÔTÉ DES VOIES URINAIRES.
EXTRACTION D'UN SÉQUESTRE. DISPARITION DE CES SYMPTOMES.

Pierre Aslier, âgé de 39 ans, cultivateur, entré à l'Hôtel-
Dieu de Lyon le 13 janvier 1868. Ce malade avait toujours
joui d'une bonne santé, lorsqu'il y a trois ans, il éprouva des
phénomènes morbides du côté des organes urinaires, sans
pouvoir les rattacher à des excès de boissons ou à des excès
vénériens. Les urines étaient chargées, très foncées ; les mictions plus fréquentes. En outre, dès que l'envie d'uriner se
faisait sentir, le malade devait se tenir le canal de l'urèthre
serré entre les doigts, sous peine de laisser l'urine souiller
ses vêtements. Ces phénomènes cessèrent au bout d'un mois
et demi environ.

Trois mois après, une tumeur apparut à l'extrémité interne
du pli de l'aine gauche, dans le sillon inguino-scrotal. Ce
n'est que six mois après son apparition que le malade entre
à l'hôpital.

L'abcès est ouvert au bistouri et drainé. Il s'écoule un
liquide séro-purulent d'odeur fétide. La suppuration fut
abondante les semaines suivantes.

Trois mois après, le malade sort de l'hôpital, conservant sa
fistule :

Il rentre le 13 janvier 1868. La fistule du sillon inguino-
scrotal persiste. Un stylet introduit fait constater à quatre
centimètres un séquestre complètement mobile.

13 février. — Opération. Par une incision dirigée dans le
sens de la ligne inguino-scrotale, longue de cinq centimètres,
on arrive sur l'os. Le séquestre est retenu par un pont de
périoste ossifié que M. Ollier fait sauter avec le gouge et le
maillet. Puis avec des pinces il extrait le séquestre, de forme

pyramidale, présentant un cent. et demi de base sur un de
hauteur. On rugine ensuite la cavité du séquestre. Pansement à l'eau de Pagliari.

Les suites de l'opération furent très simples. La plaie se
ferma peu à peu et le malade partit pour Longchêne, dans le
courant de mars, dans de bonnes conditions, ne présentant
plus aucun trouble des voies urinaires.

Les séquestres se formant au niveau des épiphyses,
qui correspondent aux points saillants du bassin, leur
extraction est en général facile. Les épines et les
crêtes iliaques font un relief sous la peau ; le pubis
et sa branche descendante sont très accessibles par
le pli inguino-scrotal ; l'ischion, plus profond, est
assez facilement atteint par une incision au niveau du
pli fessier à sa partie interne. Pour le sacrum seul,
on devra traverser des couches musculaires épaisses
pour arriver à la lésion. On trouvera le procédé opératoire dans les observations.

L'extraction des séquestres est la moins discutable
des opérations pratiquées sur le bassin. Sans opération, la guérison tarderait des années, si elle n'était
impossible ; après l'opération, elle est prompte et
habituelle.

V

Evidements osseux. Résections.

Les anciens employaient le fer rouge comme
modificateur de la carie osseuse. Boyer regrette que
l'épaisseur peu considérable de l'os coxal ne permette

pas son emploi dans la carie de cet os. Cependant les cautérisations au thermocautère de Paquelin trouvent encore leur indication, sinon contre la lésion osseuse elle-même, du moins contre l'infiltration tuberculeuse des tissus adjacents.

C'est dans le même but modificateur que l'on touche la plaie opératoire au chlorure de zinc, ou que l'on fait des pansements à l'iodoforme.

La conception moderne de la carie osseuse ou plutôt de la tuberculose osseuse, conduit à une intervention plus radicale : c'est l'ablation de l'os carié qu'ont en vue la plupart des chirurgiens. C'est là une question de pathologie osseuse générale que nous ne pouvons aborder. Nous donnerons seulement les faits qui nous concernent, et ils nous semblent en faveur de cette méthode, du moins chez l'adulte. Ses procédés opératoires sont le raclage, l'évidement osseux, l'excision des parties malades, la résection sous-périostée plus ou moins étendue de l'os.

Manné (Traité élémentaire des maladies des os,) passe pour avoir songé le premier à réséquer des portions de l'os coxal.

Mais la première résection de la crête iliaque est attribuée à Léauté (Ledran : Observations de chirurgie, t. II. p. 265).

Mannoir a publié une résection de la tubérosité sciatique : « L'os était carié dans une grande étendue. On enleva une portion de l'ischion, équivalente au volume d'un œuf de poule, et la guérison eut lieu. »

Heyfelder fit la même opération pour une nécrose

de l'échancrure sciatique. Dans son Traité des résections il donne comme telles plusieurs simples extractions de séquestres.

Velpeau a excisé des portions considérables de la
crête iliaque, du pubis et de l'ischion.

Nous ne doutons pas que nombre de chirurgiens
aient fait de semblables opérations, sans les publier.
Nous avons cité ailleurs des résections importantes,
faites pour des lésions du bassin compliquant des
coxalgies.

Dans le *Tableau des résections non articulaires et
des évidements osseux* de Eugène Bœckel, nous trouvons cinq observations sur les os du bassin. Elles
concernent des caries de la crête iliaque, de la symphyse pubienne, de l'ischion et du sacrum.

Résections sous-périostées.

Une opération plus complète et plus conservatrice
à la fois est la résection sous-périostée ; elle enlève
tout l'os carié et permet sa régénération. Nous repro-
duisons ici l'observation très importante publiée
dans le *Traité de la régénération des os.* La branche
ischio-pubienne et la portion articulaire de la symphyse ont été retranchées ; et M. Ollier a constaté
manifestement la reproduction d'une masse osseuse
unissant le pubis à l'ischion et complétant le trou
obturateur.

OBSERVATION XXXV.

Arthrite chronique suppurée de la symphyse pubienne. — Ostéite du corps du pubis et de la branche ischio-pubienne. — Fistules multiples et suppuration abondante. — Résection sous-périostée de ces portions osseuses. — Reproduction d'une masse osseuse remplaçant la branche ischio-pubienne et complétant le trou obturateur. —

Marie Pipat, âgée de 28 ans, entre à l'Hôtel-Dieu de Lyon, le 28 mai 1863. Cette malade raconte qu'il y a treize mois environ, elle sentit survenir subitement une douleur très vive, dont elle rapporte le siège à la fosse iliaque gauche. Elle s'alita et garda le repos le plus absolu pendant quelques jours. Peu de temps après, une tuméfaction se montra au niveau de la région ischio-pubienne; elle s'accompagnat bientôt de douleurs vives et persistantes au niveau de la symphyse pubienne. La tumeur s'ouvrit spontanément et donna issue à une assez grande quantité de pus. La santé générale s'altéra, les règles disparurent, l'amaigrissement se prononça; un nouvel abcès se forma et s'ouvrit au-dessous du premier. Elle entra une première fois dans le service de notre collègue, le docteur Delore, qui fit l'extraction de quelques petites portions nécrosées.

La malade partit soulagée, mais les fistules persistant toujours, elle rentre le 18 septembre dans notre service. Elle est alors dans l'état suivant. Elle est très amaigrie, pâle et anémique, le membre inférieur gauche est dans une adduction forcée. Un examen attentif permet de rapporter cette position vicieuse à la contracture des adducteurs, et fait rejeter toute lésion de l'articulation coxo-fémorale ou de la colonne vertébrale.

(1) *Traité de la régénération des os.* T. II. p. 180.

Deux fistules, donnant issue à une assez grande quantité de pus, s'ouvrent dans le pli génito-crural. Ces fistules conduisent sur les branches dénudées du pubis et de l'ischion.

Comme la santé générale s'altérait de jour en jour, qu'il n'y avait pas de tuméfaction abdominale profonde, perceptible par le palper ou le toucher rectal, malgré des douleurs qu'éprouvait la malade au moment de la miction et de la défécation, nous nous décidons à intervenir.

L'opération est pratiquée le 25 septembre. On réunit les trajets fistuleux par une incision qu'on prolonge en haut vers le pubis, dans une étendue de neuf centimètres. Les parties molles écartées et le périoste incisé, on commence à détacher avec la sonde-rugine cette membrane à partir de la branche ascendante de l'ischion ; cette portion osseuse enflammée, raréfiée, est retranchée dans une longueur de deux cent. et demi environ : l'ischion paraissant sain est laissé intact.

La sinuosité des trajets fistuleux n'avait permis qu'une exploration incomplète et défectueuse : le stylet, introduit de nouveau dans la plaie pendant l'opération, arrive dans la symphyse pubienne ; celle-ci est détruite en partie, pleine de pus et de fongosités.

Le périoste est décollé sur une plus grande étendue, et l'on enlève en différents temps toute la branche descendante du pubis, le corps de cet os et même une partie de sa branche horizontale : toutes ces portions sont érodées, mais non nécrosées, et de consistance inégale. Les sections ont été dirigées de telle sorte que, l'opération terminée, la partie externe saine de la branche horizontale du pubis ne tient plus à sa congénère du côté opposé que par un petit pont osseux taillé obliquement de haut en bas et de dedans en dehors.

L'ischion examiné de nouveau parut sain. On avait manœuvré tout le temps sous le périoste, ce qui avait permis de ne point s'occuper des lésions des parties voisines. Les fongosités de la symphyse pubienne sont enlevées, ainsi que celles qu'on trouve dans les trajets fistuleux : on cautérise au nitrate d'argent.

Le 26 septembre. — Pouls à 66. Pas de douleurs, ni dans le bassin, ni dans les fosses iliaques. Les jours suivants la fièvre fut modérée; la plaie fut maintenue ouverte largement pour l'écoulement du pus. On ne détermine pas de douleur en pressant sur la crête iliaque et en cherchant à rapprocher. Douleurs de névralgie obturatrice.

Le 6 octobre.--Elimination d'un petit fragment d'os nécrosé.

Le 9. — Dou eurs assez vives qui font craindre une inflammation pelvienne profonde. — Bains de siège, cataplasmes, etc.

Le 14. — La plaie a un très bel aspect, la malade souffre un peu au niveau de la symphyse pubienne : cependant elle peut se lever un moment et faire quelques pas, appuyée sur le bras d'une voisine.

Le 15 novembre. — Il y avait encore une suppuration assez abondante au niveau de l'ischion; la guérison n'avançait pas ; l'os paraissait friable et ramolli ; on cautérisa la partie profonde de la plaie au fer rouge. Cette opération complémentaire n'amena pas de résultats.

La malade se plaint toujours de douleurs sourdes au niveau de l'ischion : la persistance de ces douleurs fait soupçonner une inflammation chronique assez étendue de l'ischion qui, primitivement, avait paru sain.

Plusieurs abcès se forment et s'ouvrent autour de cet os : douleurs névralgiques le long du nerf honteux interne. Malgré toutes ces complications, l'état général de la malade s'améliore cependant ; la marche devient plus facile. Un abcès périrectal s'étant formé et ayant décollé le rectum, on incise celui-ci comme dans l'opération ordinaire de la fistule à l'anus et l'on réseque une portion de l'ischion.

Malgré ces différentes opérations, les douleurs reviennent de temps à autre, tantôt localisées à l'ischion, tantôt s'irradiant dans le membre inférieur ; un instant même on craignit une lésion osseuse au niveau de la grande échancrure sciatique, la malade ayant aussi de vives douleurs le long du membre inférieur.

Le doigt, introduit dans le vagin, sentait déjà à cette époque une masse osseuse reproduite, au niveau de la branche ascendante de l'ischion : mais la suppuration continuait aux deux extrémités de la plaie, au niveau de la symphyse en haut, de l'ischion en bas.

Le 17 octobre 1864, nous faisons une dernière opération : nous incisons tout l'espace entre les deux trajets fistuleux persistants, de manière à explorer toute la région malade.

Nous fîmes constater à toute l'assistance la reproduction de la branche ascendante de l'ischion. Le tissu osseux reproduit est dur, paraît éburné ; il a des dimensions à peu près égales en largeur à celles de la portion qu'il remplace, mais il est plus mince. On pénètre jusqu'au niveau de la symphyse, d'où l'on retire un petit séquestre : on sent à ce niveau en arrière, une membrane épaisse, non osseuse, mais suffisante pour assurer l'union solide du corps des deux pubis, et surtout pour protéger la cavité pelvienne contre la la propagation des fusées purulentes.

La branche ascendante de l'ischion régénérée se joint à la branche horizontale du pubis, non pas directement, mais en faisant un angle à sinus ouvert en dedans qui rétrécit nécessairement le trou obturateur. Quant au corps du pubis lui-même, il n'est pas possible d'apprécier son état, confondu qu'il est en avant et en arrière avec des trousseaux fibreux de nouvelle formation. On termine l'opération en ruginant la tubérosité de l'ischion ; on cautérise ensuite légèrement les trajets fistuleux. Pansements avec des mèches qui maintiennent la plaie béante.

Cette opération eut de bons résultats : les douleurs cessèrent, la malade put se lever et marcher une notable partie de la journée.

Le 20 mars 1865. — La malade quitte l'hôpital, marche sans douleurs, en boitant très légèrement. La station assise n'est plus douloureuse ; le bassin est solide, et la pression, même forte, exercée sur les épines iliaques, reste indolente.

Persistent seules les fistules formées par la fonte du tissu cellulaire périvaginal et périrectal.

« Cette observation est intéressante au point de vue de la régénération, en ce que nous avons pu nous assurer, dans une opération ultérieure, de la réalité de l'ossification. Par la vue et le toucher, il était possible de constater la nature osseuse de la nouvelle branche du pubis. — *(Traité de la régénération des os.* T. II. p. 183). »

Outre l'intérêt capital d'une importante reproduction osseuse, cette observation renferme d'autres enseignements. Nous devons en retenir les points suivants : procédé opératoire consistant à laisser un pont osseux permettant de conserver à peu près la continuité du pubis ; ablation des fongosités de la symphyse pubienne ; opérations successives, cautérisations, séquestrotomie, raclage, destinées à poursuivre les lésions secondaires qui ont échappé à une première intervention.

OBSERVATION XXXVI

M. Ollier a pratiqué une autre résection sous-périostée très importante du bassin, chez Mme T... âgée de 40 ans, en juin 1880. Il a réséqué environ le quart postérieur de l'ilium, de la crête iliaque à l'échancrure sciatique. La continuité de l'os coxal et du sacrum n'était plus maintenue que par les ligaments puissants qui réunissent ces deux os, et qui furent respectés. La malade supporta très bien cette grave opération et parut un moment revenir à la santé. Le fait le plus remarquable de son histoire, c'est que malgré la perte de substance osseuse, et grâce à la résistance des tissus ligamenteux, la malade, quelques mois après l'opération, commençait à marcher avec une canne. La malade mourut plus tard de méningite.

Rappelons que M. Ollier (1) a cherché et obtenu expérimentalement la reproduction de l'ilium.

Larghi, de Verceil, a réséqué la crête iliaque et une grande partie de l'ilium, sur un jeune homme de quatorze ans. Il avait fait une perte de substance à l'os, s'étendant du voisinage de l'articulation sacrée jusque près de la cavité cotyloïde. Pendant l'opération, le feuillet périostal interne de l'os iliaque était agité de battements isochrones à la respiration. Les suites de cette opération furent simples et, d'après une autre communication de Larghi, la claudication aurait disparu quatre mois après. L'observation de Larghi offre trop d'obscurités et trop d'assertions extraordinaires et contradictoires pour présenter les caractères d'une démonstration scientifique. Il résulte cependant de cette observation qu'une grande partie de l'ilium a été réséquée et qu'une nouvelle crête iliaque s'est reformée.

OBSERVATION XXXVII (2

(PAR M. LARGHI DE VERCEIL.)

RÉSECTION SOUS-PÉRIOSTÉE DE L'OS ILIAQUE DROIT.
RÉGÉNÉRATION DU TISSU OSSEUX

Jacques Pagano, de Ronceno, province de Verceil, scrofuleux, âgé de quinze ans, fut reçu à l'hôpital de Verceil,

(1) *Traité de la régénération des os.* T. I. p. 278.
(2) Sédillot. De l'évidement sous-périosté des os. 1867 p. 265.

dans la salle chirurgicale placée sous ma direction, le 30 mars 1845, sous le numéro d'ordre général 801, et sous le numéro de lit 140. Le malheureux enfant se présente avec l'extrémité inférieure droite plus longue de quatre doigts en travers que la gauche. Il avait déjà passé, il y a maintenant sept ans, plus d'une année à l'hôpital, dans une autre section.

La crête iliaque droite est plus basse que celle de gauche ; le trochanter droit est aussi beaucoup plus bas que le gauche Il y a un sinus antérieur au grand trochanter ; la compression faite avec les doigts, tout autour de l'os iléon et sur lui, donne une sensation distincte d'élasticité. Je jugeai qu'il y avait luxation de l'iléon sur le sacrum. C'est l'os iléon qui a glissé en bas. Le sinus et la compression font voir que l'os est devenu mou, ce qui est prouvé par l'exploration faite par le sinus fistuleux qui conduit à l'os.

Le 22 avril, je me déterminai à entreprendre l'extraction de la portion iliaque de l'os innominé.

M. le docteur Gallifanti, chirurgien distingué de l'hôpital, est présent à l'opération. J'introduis une branche de forts ciseaux dans le sinus situé antérieurement au grand trochanter, et je la conduis en haut en incisant d'un seul trait ses parois. Arrivé à l'épine antérieure et supérieure de l'os iliaque, je porte autour du bord supérieur de l'os l'instrument tranchant jusqu'à l'épine iliaque postérieure. L'incision comprend non seulement le périoste, mais encore la table externe et une portion de la substance réticulaire de l'os, devenues molles. J'abaisse le grand lambeau cutanéo-périosté ; après quoi j'extrais, avec des tenailles en forme de double cuiller, toute la substance de l'os iliaque ; j'évide en dedans le bord antérieur de l'os, en laissant à sa place la substance corticale extrême. Il faut plus de temps pour décrire l'opération que pour la faire ; en procédant toujours avec d'autant plus de lenteur que j'approchai davantage de la face postérieure du périoste vers le péritoine, j'évidai toute la paroi osseuse de l'iléon jusqu'auprès de son articulation avec le sacrum, et jusqu'auprès de la portion qui s'approche de la cavité cotyloïdienne. Les viscères du ventre se mouvant par la respiration comprimaient et poussaient en dehors la face interne du périoste. C'était une chose émouvante, même pour un opérateur de sang-froid. L'énorme cavité périostée, dont on avait évidé une partie si considérable d'os, était formée par le périoste changé en une membrane forte, épaisse et rouge écarlate. Je relevai le lambeau cutanéo-périosté, et le fixai à la place qn'il devait occuper, au moyen de six points de suture entrecoupée, faite avec un ruban. Je plaçai le membre sur un plan incliné ascendant. Il n'y eut pas de réaction. J'enlevai les points de suture le cinquième et le sixième jour. Je ne pratiquai aucune saignée. Il ne survint ni phlegmon ni érysipèle.

Dans les premiers jours la plaie sécrète une humeur sanguinolente copieuse, suivie d'une humeur jaunâtre albumineuse. Il n'y eut d'hémorrhagie ni pendant l'opération ni pendant le traitement. L'énorme cavité se ferma peu à peu.

Le 30 août. — Le malade quitta le lit et marcha à l'aide de béquilles.

Le 23 septembre. — Il sortit de l'hôpital sans béquilles.

Je revis le malade au commencement de l'année 1852. Il rentra à l'hôpital, où il resta depuis le 17 février jusqu'au 3 mars 1852, affecté, sur le trochanter droit, d'un abcès froid, qui s'ouvrit spontanément par une petite ouverture, et guérit rapidement.

Voici dans quelles conditions je retrouvai le malade à cette époque, et les réflexions que me suggéra son état :

La mollesse extrême de l'iléon nécessita l'extraction. On ne pouvait remédier à la triste condition de l'os iléon qu'en le renouvelant, c'est-à-dire en en provoquant la reproduction ; on ne pouvait cependant élever l'os de nouvelle formation jusqu'au niveau naturel de l'os iléon gauche correspondant. Quand le malade partit de l'hôpital, on sentait qu'à l'os ancien avait succédé un os nouveau ; mais voici quel est son état actuel :

L'os iliaque nouveau a repris en grande partie la forme de

l'ancien. Le bord supérieur de l'os nouveau est plus bas de
0ᵐ, 02 que celui de l'os iliaque gauche.

Il y avait déjà abaissement total de l'os avant l'opération,
étant causé par l'ancienne luxation de l'iléon avec le sacrum.
L'épine iliaque antérieure supérieure s'incline vers l'épine
antérieure inférieure ; ce qui est un effet de la formation
irrégulière et déprimée de l'os nouveau. L'os entier incline
aussi un peu antérieurement, ce qui, je crois, dépend aussi
de l'irrégularité de l'ossification nouvelle.

Le trochanter droit est moins saillant que le gauche, et il
est plus bas que ce dernier de 0ᵐ, 07, par conséquent le
malade a l'extrémité droite plus longue d'une quantité égale
à celle que nous venons de nommer.

L'incision cutanéo-périostée fut exécutée tout autour de la
crête de l'iléon : maintenant, la cicatrice est devenue antérieure, longitudinale et oblique de devant en arrière.

OBSERVATION XXXVIII

(Dûe à l'obligeance de M. le professeur Léon Tripier.)

OSTÉITE TUBERCULEUSE DU BASSIN. ABCÈS ÉNORME DE LA CUISSE.
OUVERTURE ET ÉVIDEMENT. ABLATION D'UN VOLUMINEUX SÉ-
QUESTRE. OSTÉITE TUBERCULEUSE DE LA SEPTIÈME CÔTE.
ABCÈS EN BISSAC. OUVERTURE ET ÉVIDEMENT. ABLATION
D'UN SÉQUESTRE. RÉSECTION DES EXTRÉMITÉS CORRESPON-
DANTES DE LA CÔTE.

Joséphine S., âgée de 40 ans, profession de ménagère, entre
à l'hôpital le 30 mai 1882, dans la salle Ste-Anne, n° 14
(service de la clinique chirurgicale). Cette malade a eu six
enfants ; sa dernière couche remonte à quatre mois, rien du
côté de l'hérédité, pas d'antécédents pathologiques graves ;
elle ne tousse pas et n'a jamais craché de sang.

Au mois d'avril 1881, la malade commence à sentir des
douleurs dans le genou gauche, ce qui la faisait boiter. Au

bout d'un mois les douleurs se déplacèrent pour se fixer définitivement dans la hanche. Au mois de novembre suivant, il survint une tumeur au niveau des parties latérales et postérieures du thorax du même côté; enfin, il y a deux mois, une nouvelle tumeur au niveau de la racine de la cuisse, en avant du trochanter du côté gauche. L'état général est assez bon, les règles sont régulières.

Rien du côté de la plèvre, ni des poumons.

1er juin. On fait avec l'aspirateur une ponction de l'abcès de la cuisse, il s'écoule 1/3 de litre de pus. Du côté de l'abcès costal on ne retire qu'un peu de pus mélangé à du sang. Quelques jours plus tard, le pus s'étant reformé au niveau de l'abcès de la cuisse, on endort la malade avec de l'éther et après avoir pris les précautions requises au point de vue de la désinfection du champ opératoire, on fait une large ouverture à la partie supérieure de la tumeur. Le pus avait suivi la gaine du muscle fascia lata. Une fois dans le foyer, on trouve qu'il se prolonge en haut et en arrière du côté de la fesse. On fait une contre-ouverture à ce niveau, et après l'avoir agrandie, on sent directement un séquestre qui occupe la partie antérieure de la grande échancrure ischiatique. Pour l'extraire, on est obligé d'employer le ciseau et le maillet. Ceci fait, on nettoie la cavité séquestrale avec la curette; puis, revenant à celle de l'abcès, on détruit de la même façon la membrane pyogénique. Dernière contre-ouverture par en bas, lavages, trois drains, deux plans de suture. Pansement antiseptique. Il ne se produit que très peu de réaction; l'état général est excellent et la réunion s'opère par première intention.

Au 11 juillet, on procède à l'ouverture de la tumeur des parois costales. Elle a le volume de la moitié d'une orange, la fluctuation y est évidente. Légère douleur à la pression, au niveau de la septième côte, un peu en arrière de la tumeur. On sent à ce niveau une saillie très nette et, plus en avant, une dépression brusque. En outre, un peu avant d'opérer la malade, on perçoit très distinctement de la crépitation. Anesthésie avec le chloroforme. Précautions ordinaires, en ce qui concerne l'état de la peau. Incision de dix centimètres environ suivant l'axe de la côte qui paraît altérée. On est obligé de couper les fibres du muscle grand dorsal. On lie ou on tord au fur et à mesure les vaisseaux qui donnent. A l'ouverture de l'abcès, il s'écoule une grande quantité de pus jaunâtre mêlé de masses fongueuses. Avec le doigt introduit dans le fond de la poche, on sent un séquestre mobile ; toutefois il se trouve sur un plan plus profond que celui de la côte. De plus, il ne paraît pas comprendre toute l'épaisseur de la côte dans sa partie postérieure : autrement dit la partie externe de la côte à ce niveau, persiste et fait saillie en dehors. On cherche à le mobiliser, sans le faire basculer, de peur de blesser la plèvre. On finit par l'extraire et l'on trouve qu'il a près de trois centimètres et demi, en comptant deux petits fragments isolés. Il paraît formé aux dépens de la table interne dans ses deux tiers postérieurs. Comme on serait obligé de faire une contre-ouverture pour empêcher la rétention des liquides, on préfère réséquer la portion saillante de la côte. Incision du périoste sur la partie externe. Décollement méthodique. Arrivé au point où doit être effectuée la section, débridements en haut et en bas. On poursuit la dénudation à la partie interne et l'on pratique la section avec de petites cisailles. On se serait contenté de cela ; mais l'extrémité de l'autre fragment de la côte ne paraît pas intact. Dès lors, on procède de la même façon, mais seulement dans l'étendue de un centimètre environ.

On fait agir la curette avec précaution sur le fond du foyer et alors on sent très nettement des plaques osseuses de nouvelle formation qu'on se garde bien d'enlever. Revenant à la poche extérieure, on détruit de la même manière la membrane pyogénique. Contre-ouverture en avant. Lavages avec la solution faible. Deux drains. Deux plans de suture. Nouveaux lavages pour s'assurer si les drains fonctionnent bien. Pansement à l'ordinaire, mais en employant une grande quantité de gaze froissée de façon à pouvoir comprimer énergiquement.

12 juillet. — On enlève le pansement pour voir ce qui se passe ; le pansement n'a pas été traversé grâce à la couche épaisse de gaze froissée ; les drains sont en place, leur lumière est obstruée par des caillots, mais on se garde d'y toucher, car il n'y a pas de rétention, la température, qui était normale hier, est seulement de 38° ce matin.

Au 13 juillet, la malade a dormi, la température n'a pas monté depuis la veille, et l'état général est satisfaisant.

M. le professeur Léon Tripier a eu des nouvelles de cette malade au commencement de l'année : l'état général est mauvais ; la malade a beaucoup maigri, elle ne mange pas et tousse continuellement. Enfin la cicatrice de la plaie thoracique s'est rouverte.

Cette observation est intéressante au point de vue des résultats admirables de l'antisepsie, et au point de vue des rapports de la tuberculose avec les affections osseuses.

Grâce à une antisepsie parfaite, nous voyons une réunion par première intention, après l'ablation d'un séquestre, après le raclage de la cavité séquestrale et le curage des parois de l'abcès.

Avec la possibilité de succès pareils, et la sécurité absolue de l'intervention, son utilité au point de vue de la lésion locale n'est plus à discuter. La question se déplace, et peut se poser en ces termes : peut-on par l'intervention, en enlevant les foyers tuberculeux, non seulement guérir ou plutôt supprimer la lésion locale, mais encore empêcher une infection générale? Dans cette observation, il semble que ce desideratum n'ait pas été obtenu : la tuberculose a progressé malgré l'intervention. Mais l'opération n'a-t-elle pas du moins retardé l'évolution de la phtisie ? De nombreuses observations seront nécessaires avant que l'on puisse résoudre ce problème.

Résection du sacrum et du coccyx

Dans son *Traité des résections*, M. Heyfelder n'a pu réunir que deux faits de résection partielle de l'os sacré.

Le premier, rapporté par Champeaux, est dû à Hannoir, qui en 1769, chez une femme de 36 ans, enleva un morceau du sacrum nécrosé à la suite d'une fracture, avec un bon résultat.

Le second est de Rothmund en 1839. Une portion de la face postérieure de l'os, longue de 8 cent. sur 4 de largeur fut réséquée à l'aide de l'ostéotome. Ici encore, il s'agit d'une nécrose et par conséquent d'une ablation de séquestre, bien plutôt que d'une résection proprement dite.

O. Heyfelder, ne rapporte qu'une seule extirpation totale du coccyx carié, pratiquée avec succès par Van Onsenoort au siècle dernier.

OBSERVATION XXXIX

(Ollier. *Traité de la régénération des os*, t. II, p. 184.)

CARIE DU COCCYX. — ABLATION DE L'OS.
REPRODUCTION D'UNE PETITE PLAQUE OSSEUSE.

Jeanne B..., âgée de 23 ans, est couchée au n° 109 de la salle Saint-Paul.

Il y a sept ans à peu près, la malade étant en voyage, fut jetée avec violence sur l'angle du banc de sa voiture. Le coup

porta sur le périnée et le coccyx ; la douleur, au niveau
de cet os, persista pendant huit jours, puis disparut pour revenir au bout de trois mois.

A cette époque, parut également une tuméfaction de la région qui devint le siège de douleurs intermittentes. Malgré les
fondants de toute espèce, la tumeur s'abcéda et s'ouvrit spontanément; depuis ce jour, l'abcès ne s'est jamais fermé, du
pus a toujours coulé en plus ou moins grande abondance, et,
en fin de compte, l'état général s'est altéré. Ajoutons que de
nouvelles fistules et de nouveaux décollements s'ajoutèrent
successivement aux premiers.

Au commencement du mois de septembre 1861, la malade
est dans l'état suivant : la marche ne s'exécute plus qu'avec la
plus grande difficulté ; le décubitus dorsal est impossible, la
malade ne peut reposer que couchée sur le côté. La défécation est difficile et douloureuse. On trouve au niveau du coccyx et de la partie supérieure du sacrum des fistules qui conduisent sur ces os altérés, décollements cutanés multiples.

Un traitement général exerce une heureuse influence sur la
santé; la suppuration diminue, la malade reprend quelques
forces; mais la marche reste difficile, la défécation ne s'exécute qu'avec peine, les pressions exercées sur le coccyx sont
douloureuses. Le toucher rectal ne permet de reconnaître
aucun abcès en avant du sacrum et du coccyx.

Opération — Le 9 septembre, on réunit les deux principaux trajets fistuleux par une incision qu'on prolonge en
haut et en bas sur une longueur totale de sept à huit centimètres, de manière à mettre à nu le coccyx et le tiers inférieur
du sacrum. Ces os sont raréfiés, dénudés en quelques points.
Avec la sonde-rugine, on dépouille complètement de leur
périoste les deux tiers supérieurs de la face postérieure du
coccyx : les ligaments sacro-coccygiens sont laissés adhérents
au périoste. On introduit entre l'os et le périoste un éléva-
toire qui fait éclater le tissu osseux en deux portions : les
deux tiers du coccyx formés par les trois pièces supérieures
de cet os sont ainsi enlevés ; le tiers inférieur du sacrum est

ruginé avec précaution afin d'éviter l'ouverture du canal sacré. L'articulation sacro-coccygienne existait toujours, mais les trois premières pièces du coccyx, étaient presque confondues ensemble. Les suites immédiates de l'opération furent très-heureuses; il n'y eut que peu de réaction.

Le premier octobre. — La malade peut se coucher sur le dos; la plaie était réunie dans la portion coccygienne : la portion sacrée suppura plus longtemps, puis finit par se cicatriser complètement.

Le 8 février 1862. — Etat local excellent, les fistules sont complètement fermées; la marche est facile, la défécation n'est pas douloureuse, et la malade repose sans gêne dans le décubitus dorsal; depuis huit ans, cette position lui était interdite. En introduisant le doigt dans le rectum, on sent, entre le sacrum et la portion inférieure du coccyx, qu'on avait laissé une petite plaque de consistance osseuse. Cette portion, dont on évalue les dimensions à celle d'une pièce d'un franc environ, plus haute que large, est mobile sur le sacrum; elle est distincte de la portion terminale du coccyx qui n'a pas été enlevée pendant l'opération.

L'opérée est encore conservée quelque temps dans les salles, et sort définitivement guérie, le 29 février 1862.

OBSERVATION XL

(Due à l'obligeance de M. Ollier.)

RÉSECTION DU COCCYX ET DE L'EXTRÉMITÉ INFÉRIEURE DU SACRUM.

M. G. âgé de 49 ans. A eu depuis l'âge de 20 ans des ostéites multiples successives.

Quand il vint consulter M. Ollier en 1872, il présentait de nombreuses fistules, au niveau du sacrum, et des cicatrices profondes et adhérentes en divers points de la fesse gauche. Il accusait des troubles de la miction et de la défécation. Cependant aucune fistule ne s'ouvrait dans le rectum. Les trajets fistuleux conduisaient sur le coccyx et la partie inférieure du sacrum : on sentait l'os dénudé en ces points.

M. Ollier réséqua le coccyx, rugina la partie inférieure du sacrum, et en enleva un fragment, évidant avec soin le canal sacré.

Le malade qui était très affaibli avant l'opération eut une amélioration très marquée pendant les trois ou quatre mois qui suivirent l'ablation des os malades. A ce moment de l'albumine se montra dans les urines. La mort survint plus tard.

OBSERVATION XLI

Due à l'obligeance de M. le professeur Léon Tripier.

OSTÉITE DU COCCYX A LA SUITE D'UNE FIÈVRE TYPHOÏDE. — RESECTION DES TROIS DERNIÈRES PIÈCES ET DE LA PARTIE INFÉRIEURE DE LA PREMIÈRE.

Louise Germain, née à Rumilly Haute-Savoie où elle exerçait la profession de domestique, est âgée de 24 ans. Elle entre le 14 juin 1882 dans la salle Sainte-Anne, n° 20 Clinique Chirurgicale. Professeur M. Léon Tripier.

Rien du côté de l'hérédité. Réglée à 19 ans. Au milieu du mois d'avril dernier, elle fut admise dans la salle des quatrièmes, femmes (Service de M. Raymond Tripier, pour une fièvre typhoïde. Traitement par les bains froids. Quand on cessa ces derniers, il y a de cela trois semaines environ, survinrent des furoncles, des abcès sur les membres, principalement au niveau de la partie supérieure du pli interfessier, mais plus

spécialement à droite, on vit apparaitre une plaque rouge qui
ne tarda pas se sphacéler ; elle avait à peu près les dimensions d'une pièce de cinq francs. On crut que cette lésion
était due au décubitus.

Quoi qu'il en soit, lorsque la malade fut amenée dans le
service de la Clinique, on constatait une tuméfaction mal
délimitée, occupant la région coccygienne. La peau était
rouge uniformément, à ce niveau. Toutefois, à la partie supérieure du pli interfessier, il existait une plaque violacée, et,
correspondant à ce point, une ouverture fistuleuse qui laissait
suinter un liquide séro-purulent. En pressant au-dessous de
l'ouverture fistuleuse, on provoquait de la douleur, et on faisait sourdre une grande quantité de liquide. Partout ailleurs
empâtement diffus qui se perdait visiblement sur les régions
saines. En introduisant un stylet par l'ouverture en question,
on pouvait le faire pénétrer à plus de deux centimètres par en
bas, et à un centimètre seulement par en haut et à droite, sur
les côtés le décollement est encore moins considérable. L'os
ne parait pas à nu. Enfin le doigt, porté dans le rectum,
ne révèle pas d'abcès de ce côté, et ne provoque pas de
douleur.

On se contente de désinfecter la région, et l'on fait un
pansement avec l'onguent borique. Par dessus le lint, coton
papier à la gutta et tours de bande de tarlatane trempée dans
la solution phéniquée faible.

17 juin. — En changeant le pansement, on s'aperçoit que
le décollement s'est étendu par en bas, et, en pressant à ce
niveau, on fait sourdre une assez grande quantité de pus. Dès
lors on se décide à inciser la peau dans la partie correspondante. On lave d'abord le vagin et le rectum avec la solution
salicylique et les téguments avec la solution phéniquée forte.
Après quoi la malade est endormie, et l'on incise les téguments sur la sonde cannelée. On s'aperçut immédiatement
que le tissu osseux est à nu vers la partie inférieure du décollement, et en introduisant un stylet à ce niveau, on le fait
remonter par en haut jusqu'à la première pièce du coccyx.

On débride les téguments dans ce sens, puis on les fait crigner de chaque côté. Avec un bistouri ordinaire, on incise les tissus fibreux jusqu'à l'os sur la ligne médiane. Les trois dernières pièces du coccyx et la partie inférieure de la première paraissent altérées profondément. Par suite, on n'hésite pas à les enlever. On commence par faire en haut deux incisions latérales de débridement au tissu fibreux. Avec le couteau rugine, il est facile de décoller le périoste, de chaque côté de l'incision médiane. Arrivé sur les bords, on se sert de la sonde rugine de M. Ollier, mais en rasant de très près le tissu osseux sur la face antérieure. Avant d'achever le décollement du périoste dans ce sens, et, pour plus de facilité, on sectionne la première pièce du coccyx, à peu près à sa partie moyenne, avec le ciseau et le maillet ; dès lors, saisissant l'os avec le petit davier, on l'attire à soi et l'on achève la dénudation du périoste de la face extérieure, en procédant de haut en bas. Enfin, avec la curette de R. Volkmann, on racle les parois du foyer de suppuration ; on fait une contre-ouverture tout à fait en bas, et on place un drain. Lavages réitérés avec la solution faible. Quatre points de suture. Petit drain par en haut, au niveau de l'ancien trajet fistuleux. Derniers lavages. Gros tube de caoutchouc dans le rectum, pour permettre le passage des gaz. Pansement à l'ordinaire : gaze froissée, doubles de Lister, coton benzoïque sur les bords. Tours de bande de tarlatane trempée dans la solution faible. Opium à l'intérieur. Pas de température.

18 juin. — Température normale. On renouvelle le pansement sans toucher aux drains qui fonctionnent parfaitement. Lavages extérieurs. Même pansement. Aliments liquides.

21 juin. — Température normale. On change le pansement. Suintement séro-purulent, très peu abondant. Les drains sont retirés, et, après les avoir lavés, on les remet en place. Pour le reste, rien de spécial.

25 juin. — Température normale. Les pièces du pansement enlevés, on constate que la réunion des téguments est com-

plète. Comme il y a très peu de liquide, on enlève le petit drain supérieur, et l'on raccourcit le drain inférieur. Toujours même pansement.

1er juillet. — Etat général excellent, à peine quelques gouttes de liquide dans le pansement. On retire définitivement le drain inférieur. La malade est allée pour la première fois à la selle, ce matin. Lavages avec la solution salicylique. On supprime le tube rectal. Pansement à l'ordinaire.

6 juillet. — Les bourgeons apparaissent au niveau des ouvertures du drain, on les touches avec le nitrate d'argent. Pansement à la pommade borique.

20 juillet. — La malade sort complètement guérie. Depuis cette époque, on a eu l'occasion de la revoir plusieurs fois, et de constater que la guérison s'était maintenue. Au commencement de cette année, elle s'est présentée de nouveau à la consultation de M. le professeur Léon Tripier, se plaignant d'un point douloureux, au-dessous du sein gauche. Quand on pressait sur l'extrémité antérieure de la septième côte, la malade accusait de la douleur. Rien de spécial du côté du coccyx. Huile de foie de morue. Badigeonnages avec teinture d'iode sur le point de côté. Enfin on conseille à la malade d'aller passer quelque temps dans son pays.

Au bout d'un mois elle vint se montrer à l'Hôtel Dieu : l'état général est excellent. La malade a pris de l'embonpoint. Elle n'accuse plus de douleurs au niveau du thorax. Rien de particulier du côté du coccyx. Toutefois on a pu s'assurer qu'il n'y avait pas encore de reproduction.

CONCLUSIONS

Nous nous croyons autorisé par l'étude que nous
avons faite à formuler les propositions suivantes :

Les os du bassin s'accroissent par des cartilages
marginaux comme les os longs par des cartilages de
conjugaison ; et les parties limitantes de ces cartilages correspondent à la zone juxta-épiphysaire des os
longs : elles ont la même susceptibilité inflammatoire.

Il existe pour les os du bassin, de même que pour
les os longs un rapport entre le développement du
squelette et l'évolution des ostéites. Ce fait ressort
manifeste de l'étude de nos observations.

Les ostéites du bassin sont pour la plupart jusqu'à
25, 3o ans des ostéites juxta-épiphysaires ou épiphysaires. On peut les ranger dans deux groupes à
syndromes cliniques distincts, correspondant à deux
périodes du développement.

Pendant la première période qui s'étend jusqu'à

la puberté, le bassin est constitué par trois pièces osseuses distinctes, dont le point de rencontre se trouve dans la cavité cotyloïde, incomplètement ossifiée.

Presque toutes les ostéites sont alors péri-cotyloïdiennes ou intra-cotyloïdiennes (coxalgies acétabulaires primitives).

La seconde période commence après la soudure des pièces de l'os coxal, et l'achèvement de l'ossification de l'acétabulum, c'est-à-dire peu après la puberté. On voit alors apparaître sur le bassin presque entièrement formé une couronne d'épiphyses marginales, pour ainsi dire de perfectionnement. Ces épiphyses se soudent très-tardivement de 22 à 25 ans chez la femme, de 25 à 30 ans chez l'homme.

C'est à leur niveau que se développent les ostéites tardives du bassin ; elles constituent notre second groupe.

Les plus importantes de ces épiphyses sont celles de la crête iliaque et des épines iliaques ; celles de l'angle du pubis et de sa branche descendante ; celles de la tubérosité de l'ischion et de l'épine ischiatique. Pour le sacrum, c'est sur les masses apophysaires des trois premières vertèbres sacrées, parallèlement à la symphyse sacro-iliaque, que se montrent ces épiphyses tardives. Les ostéites tardives du bassin, correspondant à ces épiphyses, sont marginales.

Cette manière d'envisager les ostéites du bassin est importante : elle explique différents points obscurs de leur évolution ; elle donne d'utiles indica-

tions à l'intervention chirurgicale; elle atténue la
gravité du pronostic en montrant la lésion limitée au
début, souvent accessible.

Quand l'ossification du squelette est absolument
achevée on voit encore des ostéites se développer sur
le bassin. Ce sont toujours des ostéites tuberculeuses, des caries, nées dans tous les points où le
tissu spongieux est abondant : souvent elles sont
secondaires à des caries vertébrales.

L'intervention dans les ostéites du bassin a été
jusqu'ici très timide, à cause de la gravité qu'elle
présentait. Aujourd'hui, que l'antisepsie a changé le
pronostic chirurgical en général, l'intervention doit
être plus hardie : elle a donné des succès indé-
niables, et on peut en espérer de moins rares.

La première indication doit être puisée dans
l'acuité de l'ostéite.

Dans les formes aiguës, infectieuses, qu'il s'agisse
d'une ostéite intra-cotyloïdienne ou d'une ostéite
juxta-épiphysaire marginale, il faut débrider hâtivement et largement. Dans la coxalgie acétabulaire
primitive, on doit faire une résection de débridement.

Dans les formes subaiguës et chroniques, l'intervention varie suivant l'âge du malade et suivant la
lésion anatomique.

Chez les jeunes sujets, les ponctions aspiratrices
répétées suffisent presque toujours. On y joindra
l'immobilité dans un bandage, si l'articulation coxo-
fémorale est atteinte ou menacée de l'être.

L'intervention a, suivant la lésion anatomique,

trois objectifs principaux : la suppuration, les séquestres, la carie.

Contre la suppuration nous avons les ponctions
aspiratrices, le drainage et la trépanation de l'os
iliaque.

Les ponctions aspiratrices ne réussissent que chez
les jeunes sujets.

Chez les malades plus âgés, il faut ouvrir largement. L'intervention la plus dangereuse est l'intervention insuffisante : elle ne désinfecte pas le
foyer purulent et permet l'entrée de l'air. Le drainage est le complément forcé de toute intervention
au bistouri.

La trépanation est indiquée spécialement dans les
collections purulentes de la fosse iliaque interne. Elle
donne aussi accès sur les foyers de fongosités situées
sur la face profonde de l'os iliaque. Quelquefois la
trépanation est une sorte d'évidement osseux.

L'extraction des séquestres sera dirigée par les
données de l'ostéogénie. Signalons leur fréquence
au niveau de la crête iliaque postérieure ; du corps
du pubis et de sa branche descendante ; de la tubérosité de l'ischion ; et tout spécialement de la face postérieure des masses latérales des trois premières vertèbres sacrées. Nous avons signalé le développement
d'épiphyses tardives en chacun de ces points.

Dans les cas de carie, si l'on intervient avant que
la tuberculose ait envahi de larges portions osseuses,
c'est dans la zone juxta-épiphysaire que l'on rencon-
trera les foyers tuberculeux primitifs. On aura re-
cours au raclage, à l'évidement osseux et aux modi-

ficateurs tels que le fer rouge, le chlorure de zinc et l'iodoforme.

Des résections sous-périostées plus ou moins considérables des os du bassin ont été pratiquées, et nous avons cité des cas de reproductions osseuses importantes.

Quelle que soit l'opération entreprise, et vu la gravité extrême des ostéites du bassin, on ne doit pas imputer à l'intervention les terminaisons fatales ; mais lui faire honneur des succès obtenus.

Imp. WALTENER ET Cⁱᵉ. rue Bella-Cordière, 14. — Lyon.

INDEX BIBLIOGRAPHIQUE

BOUCHER. — Trépanation de l'os des iles pour évacuer un abcès de la fosse iliaque. Bulletin de l'Académie. Paris 1779.

MANNÉ. — Traité élémentaire des maladies des os, 1789.

BOYER. — Traité des maladies chirurgicales. 1814. T. III. p. 47.

BÉRARD. — Dictionnaire en 30 volumes. Article Bassin.

O. HEYFELDER. — Traité des résections.

VELPEAU. — Médecine opératoire. T. II, p. 581.

NÉLATON. — Bulletin de la Société anatomique, 1835, p. 18.

LEBERT. — Anatomie pathologique 1857, T. II. p. 575.

BUSCH. — Necrosis der Beckenknochen. Gunsburg Zeitschrift, Breslau, 1857, t. III, p. 433.

CHASSAIGNAC. — Traité de la suppuration et du drainage chirurgical. Traité des opérations chirurgicales, 1861, T. I. p. 720.

OLLIER. — Traité de la régenération des os, 1867. T. II, p. 180.

GOOD. — De la résection de l'articulation coxo-fémorale pour carie. Thèse de Paris, 1869.

GIRALDÈS. — Maladies chirurgicales des enfants 1869, p. 780.

HOLMES. — A system of surgery. London 1870.

CHAUVEL. — In dictionnaire encyclopédique des sciences médicales. Article Bassin.

Samuel Cooper. — Dictionnaire pratique de médecine et de chirurgie. Article Bassin.

Marjolin. — Société de chirurgie, 1871.

Delens. — De la sacro-coxalgie.Thèse d'agrégation. Paris 1872.

Allen, H. — Sur la nécrose des os du bassin. Philadel. Med. Times, mai 1873.

Erichsen. — Science and art of surgery, 1877.

Després. — La chirurgie journalière, 1877.

Playfair. — Caries of the pelvie bones following delivery. Transactions of the obstetric soc. of London. 1877. Vol. XVIII. p. 142.

Lannelongue. — De l'ostéomyélite, 1879, une observation.

Bœckel, Eug. — Gazette médicale de Strasbourg. 1879. Tableau des résections osseuses non articulaires et des évidements osseux.

Dubar, L. — Périostite phlegmoneuse diffuse de l'os iliaque droit, etc. Progrès médical. 1880. VIII. p. 51.

Michel. — Carie de l'os iliaque droit; inflammation consécutive du muscle psoas iliaque. Archiv. med. belges. 1880.

Kohler. — Caries und Necrose des Beckens. 3 Falle. Charité. Annalen. Berlin. 1880. p. 610.

Weiss. — Étude sur la trépanation de l'os iliaque. Th. de Paris, 1880.

Kœnig. — Lehrbuch der speciellen Chirurgie, 1881.

Rose W. — Necrosis of the left ischion tuberosity, Brit. M. J. London. 1881. T. II. p. 743.

Ollier. — De la résection de la hanche. Revue de chirurgie 1881.

Pitha et Billroth. — Handbuch der allgemeinen and speciellen Chirurgie, 1882. Vol. II. p. 47.

Kuster. — Ein chir. Trienn. 1882. p. 232.

Zwicke. — Caries ossis ilei. Charité. Annalen, Berlin. 1882. VII. 539.

Bagg. — Idiopathie necrosis of pubic bones. Tr. homœop. M. Soc. N. Y. 1880-1.

Trélat. — Ostéomyélite de l'os iliaque. — Journal des connaissances médicales pratiques. Paris 1882.

TABLE DES MATIÈRES

EXPLICATION DES FIGURES

FIGURE I. — *Os iliaque d'un enfant de 12 ans.*

L'os iliaque présente sa marge cartilagineuse, et ses trois pièces principales encore distinctes.

A. Ilium.

B. Ischion.

C. Pubis.

D. Ligne de séparation de l'ilium de l'ischion.

E. Ligne de séparation du pubis et de l'ischion.

F. Ligne de séparation de l'ilium et du pubis.

G. Os cotyloïdien.

Figure II. — *Os iliaque d'un sujet de 22 ans.*

L'ossification du cotyle est achevée. Les épiphyses marginales ont paru, mais ne sont pas encore soudées.

A. Epiphyse de la crête iliaque.

B. Epiphyse de l'épine iliaque antérieure et supérieure.

C. Epiphyse de l'épine iliaque postérieure et supérieure.

D. Epiphyse de l'épine iliaque antérieure et inférieure.

E. Pubis.

E. Epiphyse du corps du pubis.

F. Epiphyse de la branche descendante du pubis.

G. Epiphyse de la tubérosité de l'ischion.

H. Epiphyse de l'épine sciatique.

Figure III. —*Sacrum d'un sujet de 22 ans.*

M, M', M" Epiphyses tardives des masses latérales du sacrum.

Ces figures sont tirées de l'atlas de MM. A. Rambaud et Ch. Renault. Origine et développement des os.

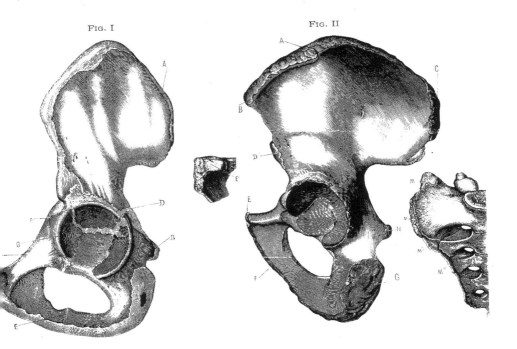

Fig. I   Fig. II

Imprimé en France
FROC031228131120
25699FR00016B/325

9 782329 48941